全国中医药行业高等教育"十四五"创新教材

中医香疗学

（第二版）

（供中医药类相关专业用）

主　编　杨　明（江西中医药大学）
副主编（按姓氏笔画排序）
　　　　王有江（中国天然香料产业联盟）
　　　　李思婷（欧洲芳香疗法学会）
　　　　章文春（江西中医药大学）

全国百佳图书出版单位
中国中医药出版社
·北京·

图书在版编目（CIP）数据

中医香疗学 / 杨明主编 . -- 2 版 . -- 北京：中国
中医药出版社，2024. 10. --（全国中医药行业高等教育
"十四五"创新教材）.（2025.3 重印）
ISBN 978-7-5132-9001-2

Ⅰ . R244.9

中国国家版本馆 CIP 数据核字第 20247DD365 号

中国中医药出版社出版

北京经济技术开发区科创十三街 31 号院二区 8 号楼
邮政编码　100176
传真　010-64405721
廊坊市祥丰印刷有限公司印刷
各地新华书店经销

开本 787×1092　1/16　印张 12.25　字数 271 千字
2024 年 10 月第 2 版　2025 年 3 月第 2 次印刷
书号　ISBN 978 - 7 - 5132 - 9001 - 2

定价　49.00 元
网址　www.cptcm.com

服 务 热 线　010-64405510
购 书 热 线　010-89535836
维 权 打 假　010-64405753

微信服务号　**zgzyycbs**
微商城网址　**https://kdt.im/LIdUGr**
官 方 微 博　**http://e.weibo.com/cptcm**
天猫旗舰店网址　**https://zgzyycbs.tmall.com**

如有印装质量问题请与本社出版部联系（010-64405510）

全国中医药行业高等教育"十四五"创新教材

《中医香疗学》编委会

编写说明

本教材为全国中医药行业高等教育"十四五"创新教材，是在中医药理论指导下，将传统中医香疗与现代芳香疗法有机结合的创新教材，主要适用于中医药类专业的本科教学，是从事香疗产品开发与研制科研人员的参考书，同时也可供健康医学和芳香保健行业人员培训使用。

中医香疗是独具特色的"治未病"健康服务资源，以其深厚的科学内涵和独特的实践方法，在中华民族数千年预防疾病、康复保健中发挥了重要作用。随着人们健康观念变化和医疗模式转变，中医香疗在养生保健与疾病治疗等方面的需求日益旺盛，运用日趋普及，具有极高的经济价值和增长潜力。同时，社会对高技术水平中医香疗人才的需求也更为迫切。为适应当代健康医学的发展需求，提高教材质量，培养造就高素质的中医香疗人才，在充分吸纳相关学科教材及论著的基础上，结合教学实践特点，组织中医药领域及国内外香疗教育领域的专家共同编写了本教材。

本教材共分为七章，各章节既相互独立又相互联系，是理论与实践、传统与现代、香疗与香药的有机结合，具有一定的科学性、实用性、时效性与创新性。内容包括绪论、中医香疗学的理论基础、芳香药物概述、常用芳香药物、中医香疗的作用途径、常用中医香疗法、中医香疗法的应用。

本教材的编者都是多年从事中医药及香疗教育领域教学与科研工作，具有丰富教学经验的老教授和中青年教授。具体分工如下：第一章由杨明、王有江、师宝萍、段鸣鸣编写；第二章由陈谦峰、姚凤云、赵海平编写；第三章由郑琴、肖军平、张小飞、伍振峰编写；第四章由陈丽华、杨启悦、王芳编写；第五章由李楠、欧阳厚淦、胡素敏编写；第六章由程绍民、黄小英、罗莹编写；第七章由章文春、李思婷、肖微编写。

在编写过程中得到了美丽、柳小莉、罗晶、杜清、康超超、王梁凤、史畑女、方蕾等博士及硕士研究生们的大力支持，在此深表谢意；同时还要感谢中国中医药出版社及各参编单位对本教材给予的高度重视及大力协助，以及所有编委为此付出的辛勤劳动。

为编好本教材，编委会在密切合作的原则下，力求发挥各自特长，进行合理分工。但限于编者水平，若有不足之处，殷切希望广大读者提出宝贵意见和建议，以便再版时修订提高。

《中医香疗学》编委会
2024 年 8 月

目 录

第一章　绪　论 ▷▷▷▷

第一节　中医香疗学的概念及内容

一、中医香疗与中医香疗学

中医香疗是以中医药理论为基础，借助芳香物质所特有的生理和心理方面治疗功效，将芳香药物制成适宜剂型，通过按摩、外涂、艾灸、熏香、内服等方式作用于局部或全身，以预防、治疗或康复疾病的一种传统自然疗法。中医香疗始于夏商，成于秦汉，盛于明清，强调整体把握健康状态，注重个体化，突出治未病，疗效确切，治疗方式灵活，养生保健作用突出，具有简、便、廉、验的特点，临床应用广泛。

中医香疗学是专门研究中医香疗的历史沿革与发展方向，防治疾病的基本理论和方法，香疗产品的生产技术、质量控制与合理应用等内容的学科。中医香疗学融汇了临床中药学、方剂学、中药化学、中药药剂学、中药药理学等中医药各学科的知识与技能，是理论与实践、传统与现代、自然与人文的有机结合，具有实践性强、知识面广的特点，是一门既传统而又新兴的综合性应用技术学科。

二、中医香疗学的基本任务

中医香疗学的基本任务是遵循中医药理论体系，在继承中医香疗传统理论、技术与经验的基础上，应用现代科学技术研究香疗理论，开发香疗产品，改进和创新香疗健康服务技术，保证临床治疗的安全有效，从而不断创新与发展本学科。其具体任务概括如下。

1. 传承与发展中医香疗理论、技术与经验

厘清中医香疗理论源流，从散在历代医药典籍中，挖掘整理香疗治疗理论与方法、香疗产品的制备技术和经验，使其系统化、科学化，为学科发展奠定理论基础；融合现代多学科技术方法，开展芳香药物作用机制、药性理论和配伍理论等方面研究，逐步丰富与完善本学科的理论体系。

2. 改进与创新中医香疗健康服务技术

围绕中医香疗防治疾病的优势领域，开展在中医药理论指导下的中药香疗临床治疗理论和健康管理模式研究，探讨给药方案的合理化制定，确保香疗产品安全有效地应用于临床。

3. 开发香疗产品

开展香疗产品的设计，芳香精油的制备工艺、制剂成型、质量控制及生产技术，芳香药材的综合利用等相关研究，是中医香疗学研究的主要内容。

三、中医香疗学和其他学科的关系

中医香疗学是一门综合性应用学科，与其他学科有着密切联系。中医香疗学是以中医药理论为依据，并且以此理论来解释芳香药物的治疗作用。芳香药材为中医香疗的物质基础，故而要利用中药资源学、中药鉴定学、中药化学和分析化学的知识和技能来保障芳香药材质量。芳香药材的功能药性与作用机理与药理学密切相关。目前，健康医学、康复医学、分子生物学、药物代谢动力学、免疫学、数理统计、生物药剂学及各种新技术不断应用到中医香疗的临床应用与研究中，因此，学习本学科时必须灵活综合运用各学科的知识和技能，以促进中医香疗的创新和发展。

四、中医香疗学在中医药事业中的地位与作用

现代医学模式从"疾病医学"向"健康医学"转变，医学研究对象也从"人的病"向"病的人"转变。健康问题越来越受到人们的关注，以预防为主的健康医学是社会发展的需求。《"健康中国2030"规划纲要》指出，"到2030年，中医药在治未病中的主导作用、在重大疾病治疗中的协同作用、在疾病康复中的核心作用得到充分发挥""实施中医治未病健康工程，将中医药优势与健康管理结合……实现中医药健康养生文化创造性转化、创新性发展"。中医香疗是独具特色的"治未病"健康服务资源，以其深厚的科学内涵和独特的实践方法，在中华民族数千年预防疾病、康复保健中发挥了重要作用，因此，构建中医特色香疗学的理论和方法体系，并在此指导下建立完善的中医香疗学是中医学和健康医学发展的必然需求。

中医香疗学站在中医药学各学科的前沿，将中医药基础研究与产业化紧密结合，是联结中医药研究-生产-医疗实践的关键环节。一方面，密切联系临床医疗实践，根据临床需要设计香疗产品和健康服务技术，实现医学科技成果临床转化；另一方面，通过科学开展香疗产品生产工艺和质量控制研究，并不断依据生产实际情况，解决工艺、技术和质量中存在的问题，实现从实验室向工厂的产业转化。因此，只有在继承发扬中医香疗优势特色的基础上，充分利用现代科学技术，努力阐明中医香疗的科学内涵，通过技术创新提高中医香疗服务能力和中医香疗产品的生产技术水平，创新丰富和完善中医香疗理论体系和医疗保健模式，才能不断完善和发展中医香疗学，助力中医香疗走向世界。

第二节　中医香疗学的发展

一、中医香疗的起源和发展

中医香疗经历了漫长的发展过程，从医药起源到纯粹医药经验的积累，再经过理论

总结形成学术体系并不断丰富和完善，在不同历史阶段亦表现出了不同的发展特点。

（一） 中医香疗的起源与积累——远古至先秦时期

远古时期，原始人在烤火取暖、煮食或点燃篝火防兽时，选用植物作燃料，发现植物在燃烧时散发出的芳香气味被人闻吸后可能会产生一些作用，慢慢地给原始人以启发，这可能就是中医香疗的起源。

夏商周时期就有关于中医香疗的记载，殷商甲骨文中记录了芳香药物及中医香疗专职人员分工：如"紫（柴）""鬯"（chàng，芳香的酒）及"臭"（专门负责熏香职务的人称"臭"）和"工"（从事"艾灸""熏香"的具体工作人员称"工"）。周代已有熏香、采香的习俗，如《诗经》有"采艾""采萧"等采集香药的诗歌；《周礼》有以"莽草熏之""焚牡菊以灰洒之"等熏香防治害虫的描述。

春秋战国时期中医香疗经验逐渐丰富，如《离骚》中载有44种香草且大多可供药用；《山海经》中收载中草药百余种，其中芳香药物有熏草（零陵香）、药（白芷的别名）、桂、芎䓖等，还记载了佩香可以驱疫防病，是描述佩香疗法的较早文字记载。此时，艾也逐渐为广大百姓所接受，如《孟子》中载有"七年之病，求三年之艾"，《庄子》中有"越人熏之以艾"的说法。

（二） 中医香疗的形成与发展——秦汉至晋唐时期

秦汉时期中医香疗从实践逐渐上升为理论。在马王堆汉墓出土的一批香囊、熏炉中发现，内有辛夷、佩兰、茅香、花椒、肉桂等芳香类药物；华佗《中藏经》中记述了用绛囊盛安息香来防治传尸、肺痿、时气、瘴疟等病；《神农本草经》集东汉以前药物学之大成，全书收载药物365种，其中芳香药物占10%左右；《黄帝内经》已能从方剂配伍、药性理论出发，运用芳香药物进行辨证论治；在《灵枢·寿夭刚柔》中就载有醇酒蜀椒姜桂方（醇酒、蜀椒、干姜、桂心），以棉絮、布巾浸药酒，用生桑炭炙，以熨寒痹所刺之处。

晋唐时期中医香疗的发展主要体现在以下三方面：第一，芳香药物品种增多，补充了许多新发现药物和外来药物，如《新修本草》记载苏合香、阿魏、安息香、龙脑香等外来香药，在专述外来药物的典籍《海药本草》中收载了芳香药物50余种，如青木香、荜茇、白豆蔻、丁香、零陵香、降真香、没药、甘松香等，一直为现代所习用。第二，中医香疗方法不断丰富，在此阶段香熏法、香熨法、香佩法、香枕法已非常流行，如《肘后备急方》中就记载香熏疗法所用艾经点燃后，可直接作用于患处，有燥湿、辟秽化浊之效。第三，香方方剂逐渐增多，尤以《备急千金要方》为代表，如《千金翼方·卷第五·妇人》一文中载有香方六首，其中"熏衣香方"由熏陆香（八两），藿香、览探（各三两），甲香（二两），詹糖（五两），青桂皮（五两）六味药物组成，制作时将此六味药研细混匀，干湿适度，以便于香气散发。

（三） 中医香疗的总结与完善——宋元至明清时期

宋元至明清时期，中医香疗不论从理论还是临床实践等方面都得到了全面快速发展。主要体现在：第一，重视芳香药物的管理。宋代为了有效管理香料的进口贸易，于太平兴国二年（977年）专门设立香药管理机构——"榷易院"，创立了以乳香为主的进口商品专卖制度；北宋祥符年间（1008~1016年）政府设置香药库，掌管出纳外来香药、宝石等物；宋代庞元英在《文昌杂录》中记载："宋真宗时，宫内有28个香药库，用来贮藏各地进贡的名贵香料。"第二，香药品种大量增多。宋初《开宝本草》和唐慎微的《证类本草》等本草著作收录百余种香药，其中常见的有艾叶、麝香、乳香、龙涎香、沉香、笺香、檀香等数十种；到了明代的《本草纲目》更是广搜博采，丰富扩充了香药品种，其中记载"香木"类药材35种，"芳草"类药材56种，同时还介绍了涂法、擦法、敷法、扑法、吹法、含漱法、浴法等多种芳香疗法的给药方式。第三，香疗方剂广泛使用。《太平圣惠方》中以香药命名的方剂如乳香丸、沉香散、木香散、沉香丸等约120首；《圣济总录》中则以香药作丸散汤剂居多，仅"诸风"一门即有乳香丸8种、乳香散3种、乳香丹1种、木香丸5种、木香汤1种、没药丸5种、没药散2种、安息香丸2种、肉豆蔻丸1种；《普济方》中专列了"诸汤香煎门"，收集97方，并详细记载方药组成、制作、用法等，较全面地总结了15世纪以来中医香疗经验。第四，中医香疗理论的深化发展。清代"外治之宗"吴师机撰写外治法专书《理瀹骈文》，阐述中医外治理论，为发展中医外治法作出了巨大贡献，进一步深化了中医香疗理论。理论上外治法本于内治，"外治之理即内治之理；外治之药即内治之药。所异者，法耳"。吴氏的外治法是以中医理论为基础，以整体观为指导，既要分别阴阳，又要注重病因病机，审症求因，辨证用药，从而达到内病外治的目的。治法上吴氏主要依据三焦分部，以上、中、下三焦为纲，分别采用搐鼻取嚏、缚脐、坐于身下三法治疗，又称为三焦分治法。"所谓分三部者何也？人一身有上、中、下三部，而皆以气为贯，上焦心、肺居之，中焦脾、胃居之，下焦肝、肾、大小肠、膀胱居之。"外用药物主要有两类，一类是膏药，依据处方经特殊的方法熬制而成；另一类是末药，即将药物粉碎成粗末状直接外用。吴氏外治膏药常用组方药物以气味芳香为主，如辛辣温热药（生姜、干姜、花椒、吴茱萸）、活血化瘀药（红花、桃仁、川芎）及石菖蒲、艾叶、细辛、木香、酒、蒜、芥、葱等，有利于刺激体表与穴位，增加渗透能力，畅通经络，正如其述："率领群药，开结行滞，直达病所。"

（四） 中医香疗的创新——近现代尤其是近二十年

近年来，中医香疗发展迅速，不仅在临床广泛应用，也开展了大量的药理和疗效研究，带动了芳香产业的迅速成长，主要体现在两个方面。

1. 开展基础与临床研究

作为补充与替代医学中的一个重要门类，中医香疗已成为祛病保健、调理情绪、增强活力、美容塑身的有效方法。王克邪等通过临床观察发现植物精油穴位按摩联合中药治疗慢性前列腺炎的疗效较佳，可明显缓解患者的临床诸症，且安全易行；耿俊颖通过观察发现，芳香疗法结合音乐干预能缓解结直肠癌术后化疗患者疼痛和负性情绪，改善睡眠质量；李衡等发现芳香疗法能有效缓解和改善老年人的睡眠质量且按摩疗法比嗅吸疗法效果更明显；董慈等推荐临床将芳香疗法作为补充疗法，用于改善躯体疾病相关性失眠的症状；侯慧先等发现音乐疗法和芳香疗法应用于针灸减肥中，可以舒缓患者因针刺疼痛而引起的紧张情绪，排解患者的焦虑、恐惧状态，增加临床依从性，保证针刺疗程的顺利实施，提高针刺减肥的疗效。

2. 芳香产业的蓬勃发展

近年来，我国芳香产业发展十分迅速，目前已形成芳香植物种植、芳香产品深加工及中医香疗健康服务等多方面的产业格局，涉及医学、农业、林业、日用化工、教育、旅游观光、运输、经营等多个领域；芳香产品的应用也从传统的 SPA 馆、美容美发、医药保健、食品化工等行业，延伸到医疗养生保健、自然疗法、芳香食品、运动及芳香器材、教育、遗传基因信息等诸多方面。

二、国外芳香疗法的起源与发展

芳香疗法萌芽于古埃及等文明古国。

公元前 3000 年，埃及古老依迪芙神殿中，莎草纸文献与石碑记载了埃及人以植物香料制成香膏、香粉、香油，应用在医疗、美容、制作木乃伊和宗教仪式中。公元前 2000 年，埃及埃伯斯莎草纸文稿记载了数百种芳香药用植物、配方及医疗相关文献。公元前 400 年，希腊医学之父希波克拉底在著作中列出三百多种药草处方，提倡芳香泡澡。

78 年，希腊医师、药理学家迪奥科里斯研制出蒸馏雪松精油的模型。131~199 年，罗马医师盖伦建立植物的药学理论和主要分类，并发明了冷霜。980~1037 年，波斯阿维森纳《医典》中记录了超过 800 种的药用植物，并发明了水蒸气蒸馏法，从玫瑰花中蒸出了玫瑰油，堪称现代蒸馏法提取精油的先驱，使精油工业化生产成为可能；据记载在 1500~1600 年，能工业化生产 170 余种精油。

12 世纪著名的神秘主义者和治疗师 Hildegard 写下了许多用芳香油涂在皮肤上治疗身体内部疾病的方法，如把紫罗兰的汁液与橄榄油和山羊的油脂混合在一起，用于治疗癌症："在身体的各个部位都涂上药膏，也包括那些癌和病毒正在吞噬的地方。"

14 世纪，黑死病大规模流行，人们在街上焚烧乳香和松树预防感染。医师则穿着特殊服装，并在面罩乌嘴处塞满鼠尾草、百里香、薰衣草等，保护自己不被感染。

15 世纪，印刷术传入后，欧洲各国印制《药草志》，药商和药师会销售精油，大户人家则自备蒸馏房。1525 年，英国《贝肯氏草药集》出版，记载了玫瑰浸泡油的制法与应用。现代形式的芳香疗法起源于 20 世纪 20 年代。1910 年，法国工业化学家 Rene. Mauriee Gattefoss（1881—1950）一次在自己家的香料实验室里不小心烫了手，在惊慌下立刻从身边瓶子里倒出薰衣草精油涂在手上，他的手很快就痊愈并且没有伤疤。他认为这是因为薰衣草精油的奇特效果，于是对香精油的医疗特性非常感兴趣，他把这一新领域命名为 AROMATHERAPY（芳香疗法），并于 1928 年出版了他的发现成果。之后，芳香疗法开始盛行于欧洲及美国、澳大利亚，逐渐趋于成熟并得到社会的认同。法国军医瓦涅二次大战期间在越南使用精油为伤兵治疗严重的烧烫伤口，回国后使用精油进行医疗，1980 年出版的《芳香疗法之临床医疗》成为法系香疗始祖。

1961 年，法国摩利夫人出版《青春的本钱》，英文版为《摩利夫人的芳香疗法》，将芳香疗法应用在美容护理上，她觉得精油透过皮肤或吸闻方式进入人体最有疗效，并发展出一套按摩手法，沿用至今。

1996 年，法国医师潘威尔和化学家法兰贡合著《精确的芳香疗法》，此书是他们俩自 1970 年以来的研究成果总结，深具学术价值。而在英国，医师巴赫创立以天然植物精华治疗身心问题的"花精疗法"。

1997 年，英国按摩师和护理师滴莎兰德出版《芳香疗法的艺术》，是英语世界的第一本芳香疗法专书，成为英国香疗界的先驱。1998 年，英国芳香治疗师资格作为国家认定的资格确定。在大学，芳香疗法已纳入正式教学课程。在号称芳香疗法最先进国家的法国和比利时，清淡的精油可内服和外用，其疗效被人们认可。在欧洲的主要国家，芳香医疗纳入医疗保险的适用范围，足见芳香疗法的地位和作用。

近十几年来，芳香疗法以惊人的速度发展和成长，无论是在欧洲还是在美国，越来越多的医院和诊所都开设了这种治疗。许多按摩诊所和 SPA 馆都提供芳香按摩治疗，而且在药房和健康食品店里许多商品的标签上，也都印上了"芳香疗法"的字样，芳香疗法逐渐走进了普通人的生活。

第三节　中医香疗发展现状与方向

中医香疗是独具特色的中医药健康服务资源，是中华民族在几千年生产生活实践和与疾病斗争中逐步形成并不断丰富发展的医学科学，是中华民族优秀文化的重要组成部分，其有效的实践和丰富的理论知识中蕴含着深厚的科学内涵。随着人们健康观念变化和医疗模式转变，中医香疗在养生保健与疾病治疗等方面的需求日益旺盛，运用日趋普及，具有极高的经济价值和增长潜力。因此，充分发挥中医香疗的特色优势，加快发展中医香疗行业，是传承发展中医药事业的必然要求，是促进健康服务业发展的重要内容，对提高人民群众健康水平、推动大健康产业发展具有重要意义。

一、中医香疗发展现状

（一）　战略地位更加凸显

中医药是我国独特的卫生资源、潜力巨大的经济资源、具有原创优势的科技资源、优秀的文化资源和重要的生态资源。近年来国家高度重视中医药发展，明确指出要"切实把中医药这一祖先留给我们的宝贵财富继承好、发展好、利用好""努力实现中医药健康养生文化的创造性转化、创新性发展"，为中医药的发展指明了方向。

（二）　产业政策更加有利

《关于促进健康服务业发展的若干意见》（国发〔2013〕40 号）和《中医药健康服务发展规划（2015—2020 年）》等文件明确了中医药保健在健康服务业中的支柱地位，

《"健康中国2030"规划纲要》等国家级规划中对发挥中医药在健康中国建设中的作用做出专门部署，为我国大健康产业发展提供了政策支持。中医药健康服务业迎来天时、地利、人和的大好时机。

（三）　现代研究更加成熟

随着以基因组学、蛋白组学、代谢组学、网络药理学等为代表的分子机理研究技术广泛引入，针对系统性、复杂性科学的大数据、云平台、物联网、互联网+、精准医疗等新理念的建立，标志着运用多学科综合研究中医药的模式已形成；中药材品种、质量、种植、采集、加工、炮制、提取等相关技术标准与技术规范，中药疗效与安全性评价标准、产品生产工艺与装备标准、质量控制标准等研究逐步形成体系，适应中医药现代化发展的知识与技术的创新体系正在逐步形成。

（四）　预防战略更加明朗

医学服务形式从"医疗型"向"医疗-预防-保健型"转变，医学服务模式从"医疗为导向"朝着"预防为导向"转变。医生从单纯的诊治疾病发展到对人群健康和疾病进行管理，强调从疾病到健康过程中机体整体生理病理状态的动态把握，调节诊断、治疗和保健的实施策略。

（五）　存在的问题

1. 医疗保健服务能力有待提高

中医香疗未能充分吸收近代科学成果而始终保持着具有自身特点的发展方式，相对西医学解决问题的能力和普及水平发展较慢，尚未很好满足现代生活条件下人们不断增长的健康服务需求，中医香疗健康服务水平亟待提高。

2. 现代科学基础薄弱

中医香疗理论的科学内涵尚待阐释；芳香药物的物质基础、作用机理和质量标准等现代化研究一直没有突破；适合自身特点的研究、评价方法和标准规范体系尚未建立，制约了中医香疗的现代化进程。

3. 产业基础不强

总体来看，中医香疗产业行业法规不健全、研发和创新能力薄弱、优质高效产品缺乏、专业人才匮乏、从业人员素质有待提高。中药香疗产业链尚待完善，芳香药材资源的可持续发展与合理利用尚未有效解决；香疗产品工业生产工艺和工程化技术落后，生产效率和综合利用能力相对低下，缺乏高效、低能耗及标准化的工业装备。

二、中医香疗发展方向

（一）　构建中医香疗科学研究体系

1. 明确中医香疗诊疗方法

基于中医的阴阳、五行、气血、归经、药性等理论，选择与重大疾病密切相关的芳香疗法，系统梳理其历史沿革，结合临床开展客观量化和规范化研究，建立诊断标准，并开展大样本、多中心的循证医学研究，总结临床应用规律，探索中医香疗新方法。

2. 探究中医香疗作用途径

开展芳香药材芳香成分透过肺部、鼻腔、皮肤的转运机制研究，探讨中医香疗对呼吸系统、神经生理系统、心血管系统、消化系统的生理效应，加强中医香疗机理研究。

3. 阐明中医香疗产品药性–配伍理论

开展中医香疗产品有效物质与作用机理，药性理论、复方精油的配伍理论与调香技术研究，比较中医香疗产品配伍与经典配伍理论的相关性及其临床应用价值，为中药复方精油开发提供理论支撑。

4. 建立中医香疗资料库和中医香疗产品数据库

围绕中医香疗优势病种，采集名老中医效验处方、病案，构建临床信息采集、数据处理、管理与分析系统，建立中医香疗资料库。探讨中医香疗产品的药性–物性–成分–功能的关联规律，建立中医香疗产品数据库。

（二） 保障中医香疗行业可持续发展

1. 建设高品质道地芳香中药种植示范基地

选择区域特色突出、道地性明确的芳香中药与芳香药物，系统构建种质优化、田间管理、产地初加工和储运技术体系，开展全链条质量追溯，打造高品质的道地芳香中药材生产示范基地，带动地方绿色经济发展和农民脱贫致富。

2. 构建中医香疗产品有害物质检测及控制技术平台

根据芳香药材有害污染物的区域特性及吸收分布特性，建立中药农残、重金属、黄曲霉毒素、二氧化硫等外源有害物质标准及分析平台。

3. 规范芳香中药资源综合利用加工技术

针对中医香疗产品生产中存在的资源浪费和环境污染等问题，开展生产过程的浸膏、药露、药渣循环利用与深加工，以提升中药资源的利用效率和效益。

4. 全面保证中医香疗产品有效性、安全性

开展包括"量–毒–效"关系、安全用药范围及可能的易感人群、易感物质和易感机制研究，为临床合理用香提供科学依据。

（三） 彰显香品工程综合开发技术优势

1. 开发创新药物、保健品、功能性食品和功能性化妆品等系列产品

以中医香疗理论为指导，整合现代多学科技术方法，重点突破芳香类新药发现与评价、高端制剂等关键技术，研发一批创新性强、科技含量高、市场前景好、拥有自主知识产权的创新产品，开展针对保健品、功能性食品和功能性化妆品等大健康产品研发，加速中医香疗健康产业发展。

2. 研制可替代抗生素的中医香疗产品

系统整理中医香疗在避瘟驱邪作用方面的古今文献，筛选临床有效方药或方案，开展中医香疗产品治疗细菌感染性疾病、耐药菌感染性疾病的临床评价研究；开展中医香疗产品缓解抗生素耐药、耐药菌敏化的作用机制研究及替代抗生素的中医香疗产品研发。

3. 研发中医香疗器械

结合中医香疗器具的原理，通过技术改良创新，研发超声熏香、离子渗透、缓控释吸入器等中医香疗器械，以满足现代芳香产业及健康医学发展的需求。

4. 强化中医香疗产品绿色制造关键技术

针对中医香疗产品工业生产中，产品品质不高、提取效率低、药材利用率低、能耗大等共性问题，开展提香工程系列研究，形成符合中医香疗产品特点的提取、精制和制备关键技术以及配套装备，为中医香疗产品行业实现绿色制造提供技术支撑。

（四）　加速中医香疗规范化、中医香疗产品标准化建设

立足国际标准要求，加强技术方法创新，健全具有整体性、科学性和实用性的现代中医香疗标准方法学体系，研究制定一批国际、国内认可的国际标准、国家标准、行业标准，推动中医香疗产品质量标准进入美国、欧盟等主流市场。

（五）　建立中医香疗健康服务模式

1. 互联网+服务技术研究及示范

充分利用互联网、大数据等手段，发展基于互联网的中医药医疗服务技术，探索建立具有中医香疗特色的智慧医疗服务新模式；实现基于互联网的中医香疗健康机构服务流程再造，提升服务能力；进而建立芳香疗法网络信息平台，实现不同区域的资源整合，实现中医香疗技术服务的可获得性和精准性。

2. 中医香疗健康旅游示范

发挥中医香疗的特色与优势，整合区域内医疗机构、中医养生保健机构、香疗产品生产企业等资源，通过旅游等方式与中医香疗相结合，实现医治、疗养、康复、养生的目的，打造以中医香疗保健服务为核心，以旅游为载体，融芳香药材种植、中医医疗服务、中医药健康养老服务为一体的中医香疗健康旅游示范。

3. 中医香疗国际化合作模式

组织国内的优势单位，通过建立中医香疗临床评价与数据中心，研究中医香疗临床共性技术与方法，针对中医香疗在神经、心血管、消化、内分泌等系统的常见病，如失眠、抑郁、消化不良等优势病种，进行临床研究设计、数据质量控制、统计分析等国际合作研究，为中医香疗的国际化提供可靠的数据证据支持。

第四节　中医香疗文化

中医香疗是优秀的文化资源。古人很早就认识到芳香药物在防病治病、养生保健等方面的作用。中国传统医学实践中也对芳香疗法（简称中医香疗）有较深入的探索和应用，并形成了一种文化传统。这种文化传统将自然科学和人文艺术融合，丰富和美化

人们的生活，达到祛秽致洁、安和身心、调和情志、防病治病的功效。从历史资料来看，中医香疗文化主要蕴含在宗教、民俗、文学等方面。

一、中医香疗与宗教

香刺激人的嗅觉，给人带来精神上的愉悦，焚香会产生云雾缭绕、犹如置身仙境的情景，营造出一种特殊的宗教气氛。古往今来，香在道教和佛教中被广泛运用，香所具有的辟邪疗疾、修性养生等多种作用得到充分发挥。

（一） 中医香疗与道教

在道教炼养术中，香被称为药，是修行的必要辅助品。道教认为天然香料吸收了天地之精华与自然之灵气，清净至要。道教所用香大概有十种，分别是返风香、七色香、逆风香、天宝香、九和香、返魂香、天香、降真香、百和香、信灵香，各种香均有不同的寓意，道教对不同场合使用的香都有明确规定。

在道教修炼方法中，香汤沐浴是重要方法之一。道教专门定了"沐浴吉日"，告诫信众们按照黄道吉日去沐浴香汤，起到保健养生的作用。道教沐浴的香汤，通常以五种香料调配而成，俗称"五香"，是从兰草、白檀、白芷、桃皮、柏叶、沉香、鸡舌香、零陵香、青木香等多种香料中选取五种进行调配，形成五香汤，以期达到洗涤身垢、外以净身、内以净心、预防疾病的目的。

道教持香修道重在启发心智，具有一定的精神寓意，指引人的心灵达到超自然的境界，从而使人的心灵得到解脱，获得"心"香。道教称香有太真天香八种：道香、德香、无为香、自然香、清净香、妙洞香、灵宝慧香、超三界香。这八种香不是普通的香料，而是人的"心"香。宁全真在《上清灵宝》言："道香者，心香清香也。德香者，神也。无为者，意也。清净者，身也。兆以心神意神，一志不散，俯仰上存，必达上清也。洗身无尘，他虑澄清……以火焚香者，诚发于心也。"

（二） 中医香疗与佛教

佛家认为"香为佛使""香为信心之使"，所以焚香上香几乎是所有佛事中必有的内容。从日常的诵经打坐，到盛大的浴佛法会、水陆法会、佛像开光、传戒、放生等佛事活动，都少不了用香。佛教的香料种类非常丰富，几乎涉及所有的常用芳香植物。早期的佛教经书中记载了许多品种，如檀香、沉香、龙脑香、乳香、安息香、牛黄、郁金、丁香、桂皮、鸡舌香、白芷、苏合香、甘松、茅根、藿香、婆律香、苇香、香附子等。与道教不同，佛教非常推崇檀香，认为其不仅能治疗疾病，而且能给人带来快乐。佛家还用檀香油配制香条，檀香油同时可作药用，用于治疗各种疾病。

由于佛教所用绝大多数的香料本身就是药材，如沉香、檀香、丁香、木香、肉桂、菖蒲、龙脑香（冰片）、麝香、降香、安息香、甘松香等，所以佛家的香很早就用于治病。佛教用于治病的香料，称为"香药"。佛教香药不仅有熏烧香药以除污去秽、预防瘟疫，还有口服香药，或做成香膏涂在身上，或做成香水在浸泡洗浴时用，还有专门的药方对治特殊的病症。《大唐西域记》中记载："身涂诸香，所谓旃檀、郁金也。"旃檀，即檀香，说明佛家弟子很早就用檀香、郁金制成涂香抹于身上，既能净身去味，又能消炎杀菌，防治皮肤病。另外，佛教中的浴佛节的重要仪式就是以香汤沐浴。《浴佛功德经》中提到以牛头旃檀、自檀、紫檀、沉水、熏陆、郁金香、龙脑香、零陵香、藿香等香料制作浴佛水，也称"香汤"。香汤沐浴除了有除身心污垢之意，还有保健防病的作用。

佛教认为，香不但能治疗疾病，而且能影响人的情绪，开启人的智慧，使人精进修行，领悟佛法。经书记载，佛于说法之时，周身毫毛孔窍会散出妙香，而且其香能普熏十方，震动三界，故在佛教的经文中，常用香来譬喻证道者的心德。佛教把香引为修持的法门，借香来讲述修心之法与佛理。佛教中有香严童子之名——"由悟香尘，严净心地，得童贞行，故曰香严童子"。菩萨在楞严法会上讲道，修持者若能专心忆念佛性，则能受到加持与接引——"如染香人，身有香气，此则名曰香光庄严"。所以说，佛教中的香不仅有净化空气、祛除污秽、治疗疾病等功效，而且可以庄严道场，超脱世俗，浸润修行者的心，使人清心定意。佛法把香的境界从世间的用香升华到见香成佛的无量境界。

二、中医香疗与民俗

从文献记载来看，古代社会民俗很早就和中医香疗结合在一起，并已形成使用芳香药物防治疾病、辟秽消毒、清洁环境的风俗习惯。

（一）节庆用香祛疫

疫病是中国历史上对流行性传染病的统称。回顾中华民族几千年文明史，可以说人们从来没有停止过同瘟疫的斗争。据史料记载，中国历史上经常是十年一大疫，三年一小疫。对于接二连三的瘟疫，人们普遍视为上天所降的"灾疫"，是一种警讯。民间常会利用各种节庆举行焚香驱疫仪式，通过外用或内服各种芳香药，以期达到除瘟消灾的作用。如在《荆楚岁时记》中所描述的端午节，节日主要以"败毒"为目的，人们通过熏燃菖蒲、蒿、艾等芳香植物来除秽驱邪，并"以五彩丝系臂，令人不病瘟"。孟元老的《东京梦华录·卷八》记载："端午节物：百索、艾花……香糖果子、粽子、白团、紫苏、菖蒲、木瓜，并皆茸切，以香药相和，用梅红匣子盛裹。自五月一日及端午前一日，卖桃、柳、葵花、蒲叶、佛道艾，次日家家铺陈于门首，与粽子、五色水团、茶酒供养，又钉艾人于门上，士庶递相宴赏。"由此可见宋代端午节所用香药甚多，尤其重视艾草的使用。在古代先民的观念中，艾草疗疾驱邪的能力很强，其中所提"佛道艾"产于河南汤阴之伏道，在宋代被认为是艾中佳品。另外，在其他民间传统节日也会用到香，如传统除夕春节及祭祀祖先、诸神，要焚香祭拜；中秋月圆则有赏月闻香、吃月饼、喝桂花酒（茶）、焚斗香等民俗；重阳节有佩香草、饮香酒等辟邪求吉的习俗（《西京杂记》中记载重阳节"九月九日，佩茱萸，食蓬饵，饮菊花酒，令人长寿"）。

（二） 日常佩香防疾

香囊以其轻便小巧、制作精美成为古代中国最普遍的香具之一。古代父母喜欢给自己的孩子佩戴香囊，主要用于祛寒湿、提神通窍、健骨消滞、杀虫灭菌、增强身体的抵抗力。古人佩戴香囊的习俗可以追溯到先秦时代，《礼记内则》中有："男女未冠笄者，鸡初鸣，咸盥、漱、栉、縰、拂髦、总角、衿缨，皆佩容臭。"配制香囊的草药大致有薄荷、冰片、樟脑、茉莉、防风、丁香、木香、白芷、月桂、乳香、艾叶、苍术、槟榔等。人们根据不同病证进行香囊药物配制，可以治疗和预防各类疾病。东晋葛洪《肘后备急方》中有"取雄黄如枣核，系左腋下，令人终身不魇魅"，《备急千金要方》中有"上七味，末之，以蜜蜡和为丸，如弹子大，绛袋盛，系臂，男左女右，及悬屋四角，晦望夜空，中庭烧一丸"。香囊还可以五彩丝线相系，概因青、白、赤、玄、黄五色合于五行学说，分别代五行中的金木水火土，也代五方神力，有驱邪之用。

（三） 衣物熏香除湿

中医学认为，梅雨季节湿邪较重，阳气不展，阴湿之邪易引起多种疾病，所以梅雨时节熏香以艾草、菖蒲、苍术为主体，可祛湿除邪。在中国历史上长期存在给衣物熏香的传统，人们使用各种各样香草香花熏香衣物，可以防霉除湿，袖领留香，提升生活的品质。唐代药王孙思邈在《备急千金要方》中的熏衣香方为："沉香、煎香各五两，雀头香、藿香、丁子香各一两，上五味，治下筛，纳麝香末半两，以粗罗之。临熏衣时，蜜和用。"宋代《洪氏香谱》中记载蜀王熏御衣法："丁香、馢香、沉香、檀香、麝香（以上各一两），甲香（三两），制如常法右件香捣为末，用白沙蜜轻炼过，不得热用，合和令匀，入用之。"以上熏衣方中所用香料能达到香衣避秽、燥湿、防蛀防腐的功效。具体熏香方法要求："凡熏衣，以沸汤一大瓯置熏笼下，以所熏衣服覆之，令润气通彻，贵香入衣难散也。然后于汤炉中烧香饼子一枚……置香在上熏之，常令烟得所。熏讫，叠衣，隔宿衣之，数日不散。"宋代陈敬的《香谱》有记载："凡欲熏衣，置热汤于笼下，衣覆其上，使之沾润，取去，别以炉爇香，熏毕，迭衣入箧笥隔宿，衣之余香数日不歇。"唐宋以后，熏香方法更加科学，不再是直接燃烧香料，而是隔火熏。可见在熏衣的过程中，古人非常重视热水先润衣，促进衣服表面足够吸收香料的芬芳。

三、中医香疗与文学

（一） 文人与香

中医养生学认为，精神内守是防病治病的根本，精神养生在于通过怡养性情、调摄情志等方法，保护和增强人的身心健康，达到形神兼养、预防疾病的目的。中国文人与"香"素有不解之缘，他们以香怡情，以香养德，以香修性，对后世香疗养生文化研究影响深远。

文人盛行用香，生活中处处有香，写诗填词焚香提神，抚琴赏花焚香添雅，宴客会友焚香增趣，独居默坐添香静心。品香与插花、挂画、斗茶一起被称为"君子四雅"，为上流社会优雅生活中的"四般闲事"。明清时期，文人士大夫用香风气不减，他们在宋人品香的基础上，再结合"静坐"去感悟生活的真谛。焚香品茗已成为他们日常起居、书斋生涯、精神生活的一个重要组成部分。

可以说，文人不仅视用香为雅事，"更将香与香气视为濡养性灵之物，虽不可口食，却可颐养身心。"盛极一时的江西诗派开山之祖、北宋著名的文学家、书法家黄庭坚就是一位香学大师，他喜香、用香、合香、咏香，曾言"天资喜文事，如我有香癖"，并写下著名的《香十德》："感格鬼神、清净心身、能除污秽、能觉睡眠、静中成友、尘里偷闲、多而不厌、寡而不足、久藏不朽、常用不障。"《香十德》寓意深刻，对香特殊的属性和内在特质进行了高度概括，通过香修性养德，让人陶冶情操，去除杂念，安定心神。

（二）咏香诗文和小说

漫漫历史长河中，无数文人墨客被芳香花卉所倾倒，历代的文人雅士留下了无数咏香的诗词歌赋，从《诗经》《离骚》到魏晋诗赋，从唐诗宋词到《西厢记》《红楼梦》，古代文人尽情描绘香的风雅，留有大量咏香诗文，可谓"笔下博山常暖，心中香火不衰"。先秦时期，咏香诗词就有"至治馨香，感于神明；黍稷非馨，明德惟馨"（《尚书》）。"取萧祭脂，取羝以軷。载燔载烈，以兴嗣岁。卬盛于豆，于豆于登。其香始升，上帝居歆。"（《诗经》）"椒兰芬苾，所以养鼻也。"（《荀子》）"扈将离与辟芷兮，纫秋兰以为佩。"（《离骚》）"浴兰汤兮沐芳，华采衣兮若英。"（《九歌》）"二人同心，其利断金；同心之言，其臭如兰。"（《周易》）这些典雅诗文展示了文人以香养性的传统。

除了在诗歌中咏香，中国文人还通过小说来描绘中医香疗文化，其中最为典型的要数《红楼梦》。《红楼梦》是中国古典小说的巅峰之作，其中对香文化的描写非常丰富，《红楼梦》中记载的香有藏香、麝香、梅花香、安魂香、百合香、迷迭香、檀香、沉香、木樨香、冰片、薄荷、白芷等。《红楼梦》中出现的第一剂药方是"冷香丸"，书中记载该药丸是治疗薛宝钗热毒之证，需要春天开的白牡丹花蕊十二两、夏天开的白荷花蕊十二两、秋天的白芙蓉花蕊十二两、冬天的白梅花蕊十二两研末，并用同年雨水节令的雨、白露节令的露、霜降节令的霜、小雪节令的雪各十二钱加蜂蜜、白糖等调和，制作成龙眼大丸药，并放入器皿中埋于花树根下。发病时，用黄柏十二分煎汤送服一丸即可。古医籍并无记载冷香丸之香疗方，实为作者所杜撰，但小说中的处方遣药符合医理，符合中医辨证施治的主要原则，即"热者寒之，寒者热之"。据《本草纲目》记载："天造地化而草木生焉……五色焉，青、赤、黄、白、黑。五性焉，寒、热、湿、凉、平。"五色中的白色所对药性属凉，入肺，同时所取雨、露、霜、雪四种天水也属寒凉。所以冷香丸所配四季花蕊均取白色，同时用适度寒凉去纠正宝钗体内的热毒症，利用药性之偏，调节人体阴阳之偏。冷香丸着眼点在一个"冷"字，还具有象征意义，巧妙地嵌入了宝钗的性格和命运，以药喻人，以花喻人，寓意深刻。

第二章 中医香疗学的理论基础 ▷▷▷▷

第一节 中医香疗的基本理论

中医香疗基本理论是中医学历经千年积累、提升、演变形成的，主要包含整体观念、辨证论治等基本特点，涵盖阴阳五行、藏象、气血精神、病因病机、养生防治等主要内容。

一、基本特点

（一）整体观念

整体观念是中医学认识人体自身以及人与环境之间联系性和统一性的学术思想，贯穿于中医学的生理、病机、诊断、辨证、养生、防治等各个方面。

1. 人是一个有机整体

人体以五脏为中心，通过经络系统把六腑、五体、五官、九窍、四肢百骸等全身组织器官有机地联系起来，构成一个表里相连、上下相通、联系协调的统一整体。形体与精神是生命的两大要素，二者既相互依存，又相互制约，是一个有机整体。形，指人的形体结构和物质基础；神，指生命活动的主宰和总体现，包括意识、思维等精神活动。正常的生命活动，形与神相互依附，不可分离。

2. 人与自然的统一

《素问·宝命全形论》曰："天地合气，命之曰人。""人以天地之气生，四时之法成。"人类生活在自然界中，自然环境的各种变化可直接或间接地影响人体的生命活动。对人与自然环境息息相关的认识，即"天人一体观"。人与大自然休戚与共，凡季节气候、昼夜晨昏的变化，对于人体的生理活动、病理变化及疾病的诊断与治疗，都有一定程度的影响。

3. 人与社会的统一

人所处的社会环境会影响人体的情绪变化，也与脏腑的生理功能息息相关。人不单纯是生物个体，更是社会的一员，具备社会属性。政治、经济、文化、宗教、法律、人际关系、婚姻等社会因素，必然通过与人的信息交换影响着人体的各种生理、心理和病变。当社会环境的因素使七情反应过度，即会损伤脏腑的功能。因此，人体健康除受季节气候、昼夜晨昏、地区方域影响外，还受社会环境、情志变化的影响。

4. 中医香疗与整体观念

中医香疗所用的中草药是纯天然的植物，吸取天地之精华，通过植物之精调节人体机能，以达到治疗作用，这是"天人合一"理念的体现。中医香疗通过按摩、沐浴、外涂、艾灸等方法作用于人体，以达到治形的功能，如活血止痛、散寒解表等；通过闻香、香熏等使人体产生心理反应，以达到治神的功能，如缓解焦虑、安抚情绪等。因此，中医香疗体现的是形神兼治的过程。

（二）　辨证论治

1. 基本概念

辨证论治是中医学诊治疾病的基本理论与思维方法，即根据中医理论分析四诊（望闻问切）获得的临床资料，明确病变的本质，拟定治则治法。

2. 证与症

需要注意的是"证"与"症"的概念是不同的。"症"即症状体征，如头痛、咳嗽、发热等。"证"是证候，是机体在疾病发展过程中某一阶段出现的相关症的概括。由于证辨证地分析了病变的部位、原因和性质，因而它比症状全面、深刻、准确地反映着疾病的本质。因此，中医认识、治疗疾病基本上是从证候入手的。辨证论治既区别于见痰治痰，见血治血，见热退热，头痛医头，脚痛医脚的局部对症疗法，又区别于不分主次，不分阶段一方一药对一病的治病方法。

3. 中医香疗与辨证论治

从单味香药或单方精油到配伍使用，需要很长的实践和认识积累。掌握每种香药及精油的性味归经，可以指导临床用药及精油的复方调配。临床使用时，需在中医辨证施治理论指导下，根据病情需要和药性特点，有选择性地将数味香药或精油配伍使用，辨证用香，提高临床疗效。

二、基本内容

（一）　阴阳学说

阴阳学说，属于中国古代哲学理论范畴，阴阳的对立统一是天地万物运动变化的根本规律。中医学以阴阳交感、对立、互根、消长、转化及自和规律，认识和阐明生命、健康和疾病。

1. 基本概念

阴阳，指事物或事物之间相互对立的两种基本属性，既可标示事物内部相互对立的两个方面，又可标示相互对立的两种事物或现象。如水与火，是相互关联又相互对立的两种不同的事物，可谓之水为阴，火为阳。一般而言，凡是活动的、外在的、上升的、温热的、明亮的、功能的、功能亢进的等统属于阳的范畴；沉静的、内在的、下降的、寒冷的、晦暗的、物质的、功能衰减的等统属于阴的范畴。事物、现象阴阳属性归纳见表2-1。

表 2-1　事物、现象阴阳属性归纳表

属性	空间	时间	季节	温度	湿度	重量	性状	亮度	运动状态
阳	天 上 外 左	昼	春夏	温热	干燥	轻	清	明亮	上升 运动 兴奋 亢进
阴	地 下 内 右	夜	秋冬	凉寒	湿润	重	浊	晦暗	下降 静止 抑制 衰退

2. 阴阳学说在中医学中的应用

（1）阐释人体的组织结构　就人体部位来说，上半身为阳，下半身为阴；体表属阳，体表的背部属阳，腹部属阴；四肢外侧属阳，内侧属阴。

（2）阐释人体的病理变化　如阳盛则热，暑热之邪侵入人体，可造成机体阳气偏盛，出现高热、汗出、口渴、面赤、脉数等症状，其性质属热，所以说"阳盛则热"。

（3）阐释疾病的诊断　如在望诊中，色泽鲜明为病在阳分，其病轻浅；色泽晦暗为病在阴分，其病深重。在闻诊中，语声高亢洪亮，多言而躁动者，属实、属热、为阳；语声低微无力、少言而沉静者，属虚、属寒、为阴。在问诊中，发热、口渴、便秘、脉数等为阳；恶寒、口不渴、便溏、脉迟等为阴。在切诊中，浮大洪滑为阳，沉涩细小为阴。

（4）阐释疾病的防治　调整阴阳，补偏救弊，恢复阴阳相对平衡，是治疗的基本原则。如阴阳偏盛时用"损其有余"的方法。即阳盛则热属实热证，宜用寒凉药以制其阳，叫"热者寒之"。

3. 中医香疗与阴阳平衡

阴阳学说贯穿于中医香疗的各个领域，指导香疗的各个方面。根据芳香药物的部位、颜色、气味、挥发性等自然属性，以及不同的功效性，可以将其大致区分为阴阳两种属性。中医学认为任何疾病的发生都是致病因素导致机体阴阳偏盛偏衰，脏腑功能失调的结果，因此亦可以利用香药的阴阳偏性，"以偏纠偏"，来纠正机体的阴阳失调状态，使机体恢复阴平阳秘的平衡状态。如性温属阳的干姜、肉桂等香药以改善畏寒肢冷、神疲乏力等"阳虚"症状；性凉属阴的金银花、菊花等香药可以缓解情绪焦躁不安、亢奋难以入眠等"阳亢"表现。精油亦有阴阳之分，属阳性的如乳香、没药、广藿香、檀香、肉桂、生姜、薄荷等，属阴性的如金银花、菊花、洋甘菊、薰衣草、甜橙等。

（二）五行学说

五行学说，属于中国古代哲学理论范畴。木、火、土、金、水的生克制化是宇宙间各种事物普遍联系、协调平衡的基本规律。中医学用以说明人体自身及其与外界环境的统一性，以系统的观点阐明生命、健康和疾病。

1. 基本概念

五行指木、火、土、金、水五类物质属性及其运动变化。中医学中的五行概念是代

表五种功能属性。木具有生长、升发的特性；火具有发热、温暖、向上的特性；土具有载物、生化的特性；金具有能柔能刚、变革、肃杀的特性；水具有滋润、向下、闭藏的特性。五行之间有生克关系，规律是木生火、火生土、土生金、金生水、水生木；木克土、土克水、水克火、火克金、金克木。

2. 五行学说在中医学中的应用

（1）阐明人体组织结构的分属　如肝属木，心属火，脾属土，肺属金，肾属水。

（2）阐明五脏的生理功能　如木性可曲可直，条顺畅达，有生发的特性，故肝喜条达而恶抑郁，有疏泄的功能；火性温热，其性炎上，心属火，故心阳有温煦之功。

（3）阐明脏腑之间的相互关系　如木生火，肝木济心火；火生土，心火温脾土；土生金，脾土助肺金；金生水，肺金养肾水；水生木，肾水滋肝木。

（4）阐明脏腑的病理变化及传变规律　如母病及子，又称"母虚累子"，即先有母脏的症状，后有子脏的症状，治疗当兼补其母。再如子病犯母，又称"子盗母气"，即先有子脏的症状，后有母脏的症状，治疗当兼治其子。

（5）指导诊断　由于五脏与五色、五音、五味等都以五行分类归属作了一定的联系，可根据五行的所属及其生克乘侮的变化规律来推断病情。

（6）指导治疗　如滋水涵木法，是滋养肾阴以养肝阴的方法；培土生金法，是用补脾益气以达到补益肺气的方法。

3. 中医香疗与五行学说

中医香疗和一般的芳香疗法不同之处就在于，中医香疗以中医学理论为基础，在香药的选择上，亦要结合五行学说，香药的五味有酸苦甘辛咸，对应肝心脾肺肾五脏系统（如肝-胆-目-筋-爪-怒，详见表2-2），在五行生克制化理论指导下使用香药。如肝气不疏导致的情绪郁怒，可以选用芳香理气的陈皮精油，使肝气得疏，气机条达，郁怒自然而散。根据五行生克关系（图2-1），木克土，肝木的疏泄正常能够帮助脾土的运化，因此，在用陈皮疏肝的同时，也达到了运脾的作用，可改善胃口。

表 2-2　事物属性的五行归类表

自然界							五行	人体						
五音	五味	五色	五化	五气	五方	五季		五脏	五腑	五官	五体	五志	五液	五华
角	酸	青	生	风	东	春	木	肝	胆	目	筋	怒	泪	爪
徵	苦	赤	长	暑	南	夏	火	心	小肠	舌	脉	喜	汗	面
宫	甘	黄	化	湿	中	长夏	土	脾	胃	口	肉	思	涎	唇
商	辛	白	收	燥	西	秋	金	肺	大肠	鼻	皮	悲	涕	毛
羽	咸	黑	藏	寒	北	冬	水	肾	膀胱	耳	骨	恐	唾	发

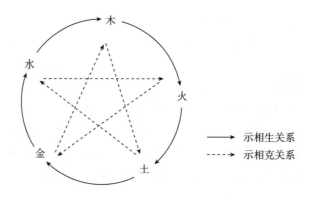

图 2-1　五行生克制化图

此外，《内经》将人的体质按五行分类，分为木行人（肤色苍白，头小，面长，两肩广阔，背部挺直，身体小弱，手足灵活）；火行人（皮肤赤色，脊背肌肉宽厚，脸形瘦尖，头小，肩背髀腹匀称，手足小，步履稳重，性情急）；土行人（皮肤黄色，面圆，头大，肩背丰厚，腹大，大腿到跳胫部都生得壮实，手足不大，肌肉丰满）；金行人（体形比较瘦小，但肩背较宽，方形脸，鼻直口阔，四肢清瘦，动作敏捷，肤色较白）；水行人（体形比较胖，偏矮，头较大，腮部较宽，腹部较大，肤色偏黑，腰臀稍大，手指短，发密而黑，怕寒喜暖）。五种不同体质的人与五脏、五色、五味之间存在着内在的联系，只要掌握了五行间的规律，选择适当的香药进行治疗，就能取得很好的疗效。

（三）藏象

藏象学说，是研究人体脏腑生理功能、病理变化规律及相关关系的学说。藏象学说旨在通过人体外部的征象来探索内脏活动规律，进而有效地指导养生防病、疾病诊治与康复，是中医学理论体系的核心内容。

1. 基本概念

"藏象"一词，首见于《素问·六节藏象论》。藏象，又称脏象，指脏腑生理功能、病理变化表现于外的征象。藏，指藏于体内的内脏；象，为表现于外的生理功能和病理征象，以及与自然相通应的现象。

2. 主要内容

中医学依据生理功能将内脏分为脏、腑和奇恒之腑。心、肺、肝、脾、肾，合称五脏；胆、胃、小肠、大肠、膀胱、三焦，合称六腑；脑、髓、骨、脉、胆、女子胞，合称奇恒之腑。

五脏共同的生理功能是化生和贮藏精气，主司精神意识思维活动，调控复杂的生理功能活动。五脏的功能特点概括为："藏而不泻，满而不实。"即五脏精气以藏为主，不宜外泄；所藏精气盈满，但不容纳充实水谷。五脏的形态多属于实体性器官。

六腑共同的生理功能是接受、容纳、传导和变化水谷，除胆之外不参与精神意识思维活动。六腑的功能特点概括为："泻而不藏，实而不满。"即六腑对饮食物的消化、吸收、传导和排泄起主要作用，食入则胃实肠虚，食下则胃虚肠实，有形之水谷通行其中，但并非精气充满。六腑形态多属于管腔性器官。

奇恒之腑，在功能方面"主藏精气"与五脏类似；但在形态方面多属于管腔性器官，与六腑类似；似脏非脏，似腑非腑，又无脏腑之间的阴阳表里关系，故称之为奇恒之腑。奇恒之腑中仅有胆与肝相为表里，故胆既属于六腑，又属于奇恒之腑。

五脏、六腑、奇恒之腑分别承担各自不同的生理功能，但又相互配合、相互制约，共同实现人体生命活动的平衡协调。

3. 中医香疗与藏象

《理瀹骈文》描述芳香药物的作用在于"率领群药开结行滞，直达病所，俾令攻决，无不如志，一归于气血流通，而病自已"。说明芳香药物大多具有芳香走窜、疏理气机的作用，而经络是气血运行的主要通道，香药可以帮助经络运行气血、营养全身、抵御外邪等。

另外，芳香药物的香气通过口、鼻、脐、皮毛等孔窍进入体内，再由脏腑之间的联络而作用于全身，平衡气血，调和脏腑，祛病强身。这个理论也得到了西医研究的证实：气味分子可以促进人体免疫球蛋白的产生，提高身体抵抗力，同时能调节全身新陈代谢，平衡自主神经功能。

如香药通过鼻腔、皮肤吸收进入经络后，依赖经络的传注输送，以多种循行方式和路径通达于各个脏腑器官；香药施于脐部，药之气味随气入血，又由神阙穴传达于内脏，由血脉运行而布散于全身，从而纠正五脏六腑的病理状态。香药传递给机体积极愉悦的能量信息，调和心智，发挥其调畅机体、疗愈身心、激发灵性的作用，从而借助自然之能量平衡形与神。

（四）　气血精神

气、血、精、神是关于人体生命物质与功能活动的理论。《灵枢·本脏》记载："人之血气精神者，所以奉生而周于性命者也。"

1. 气

（1）**基本概念**　气是人体内活力很强、运动不息的极细微物质，是构成和维持人体生命活动的基本物质。由于气为宇宙万物的本原，构成万物的最基本要素，因而宇宙之中、天地之间充满了无形无象、衍生万物的气，气成为天地自然万物联系的中介。人与自然通过气的关联，构成了相互联系、相互影响的整体。

（2）**气的运动变化**　中医学把气作为人体生命的重要组成部分，是生命构成要素之一。气在人体生命中是人体生理功能的主要参与者。中医学将气在身体内的运动变化称为气化。人体内气运动和大自然气机的变化一样，具有升、降、出、入四种变化形式。

由于气的运动变化是万物运动变化的肇基，万物的运动首先是气的运动变化。人体疾病的发生发展亦首先是因之于气的异常变化，故《素问·举痛论》曰："百病生于气也。"人体之气的失常变化万千，可因于气的生成不足，发为气虚；也可因气的升降出入运动失常，而为"气机失调"，包括气滞、气逆、气陷、气闭、气脱等。

（3）气的诊治作用　气作为人体生命构成的要素之一，其病理变化必然会通过一定的症状和体征表现出来。中医通过望、闻、问、切四诊，以判别人体之气的运行及其虚实状态，如精神萎靡、倦怠乏力、脉虚弱是气虚的表现。在疾病的治疗上，中医学重视对人体之气的调节。人体之气的运动失调、虚实之变是疾病病机之根本，疾病的治疗便是针对这一疾病的本质变化，以调而平之。尤其是针刺、按摩、推拿、香疗等中医学重要的适宜技术，更是以"得气""行气"为法，调整激发经络之气，疏通经络，调整脏腑功能，从而达到治疗目的。

2. 血

（1）基本概念　血，即血液，是行于脉中，循环流注于全身，具有营养和滋润作用的红色液态物质。血液的作用，《素问·五脏生成》指出："肝受血而能视，足受血而能步，掌受血而能握，指受血而能摄。"说明全身都靠血液营养，所以又说："以奉生身，莫贵于此。"

（2）生理病理　在生理方面，特别指出："心主血，肝藏血，脾统血。"因心气衰弱或血亏，循行失调，会出现心悸、惊惕、脉来歇止；当精神过度刺激影响"肝藏血"的职守，容易引起吐衄；在脾脏功能发生病变，也会失其统摄作用，产生大便出血和妇女月经过多及崩漏等症。

3. 精

（1）基本概念　精是构成和维持人体生命活动的最基本物质。人体之精有广义、狭义之分，广义之精包括气、血、津液等人体一切精微物质；狭义之精专指生殖之精。精，贮藏于脏腑、形体、官窍之中，并流动于脏腑、形体、官窍之间，如《灵枢·本神》说："是故五脏者，主藏精。"

（2）主要分类　人体之精由禀受于父母的先天之精及来源于吸入清气与水谷精微的后天之精相融合而生成。人体之精，以先天之精为本，赖后天之精的不断充养。先、后天之精彼此促进，人体之精则充盛盈满。若先天之精或后天之精不足，则可导致发育迟缓、早衰、生殖能力低下及营养不良等病证。

4. 神

（1）基本概念　人体之神有广义、狭义之分。广义之神，指人体生命活动的主宰及其外在总体表现的统称，包括形色、眼神、言谈、应答、举止、情志、声息、脉象等方面；狭义之神，指意识、思维、情志等精神活动。

（2）形与神　神依附于形体而存在。如《灵枢·天年》说："黄帝曰：何者为神？岐伯曰：血气已和，荣卫已通，五藏已成，神气舍心，魂魄毕具，乃成为人。"形为神之质，神为形之用。形存则神存，形亡则神灭。

（3）主要功能　神对人体生命活动具有重要的调节作用，体现在主宰生命活动、主宰精神活动、调节精气血津液、调节脏腑功能四个方面。故《素问·移精变气论》说："得神者昌，失神者亡。"

5. 中医香疗与气血精神

中医香疗主要通过香药之气作用于人体，以气作为沟通媒介。香药防治疾病的机理就在于"以气用事"，根据中医内病外治理论，皮毛肌腠与五脏六腑相通，其药性可通过呼吸、皮肤等入腠理，通过经络直达脏腑，起到调整机体阴阳平衡、扶补正气、抵御外邪的作用。对于香药的以气用事，近代名医张山雷在《本草正义》中多有论述："香附，辛味甚烈，香气颇浓，皆以气用事，故专治气结为病。""木香虽以木名，实为草类，以气用事，专主气滞诸痛。"书中也提到了以气用事的禁忌："藿香虽不燥烈，然究是以气用事，惟舌有浊垢，而漾漾欲泛者最佳，若舌燥光滑，津液不布者，咸非所宜。凡芳香行气，醒脾胜湿诸芳草，皆有同情，不仅藿香、木香一类为然也。"

香药具有养心安神、疏肝理气、芳香开窍等保健与康复作用的香气，可以通过闻馨香，从而促进康复。香气的程度有浓淡之分，而作用则有强弱之别。香气浓者疗效快而强，如苏合香、麝香之类；香气淡者疗效慢而弱，如菊花、松枝之属。香疗以取天然香气为主，亦有采用多种香药加工制成复合香气防治疾病、摄养身心者，可广泛用于多种慢性疾病的康复治疗。

香药"以气用事"的作用主要体现在以下几个方面。

（1）芳香辟秽　《神农本草经百种录》记载："香者气之正，正气盛，则自能除邪辟秽也。"《本草纲目》曰："苏合香气窜，能通诸窍脏腑，故其功能辟一切不正之气。"可见前人早就认识到芳香中药具有除邪辟秽的功效。现代研究发现香气具有一定抗菌抑菌作用，能洁净空气，改善环境污染。芳香分子飘散在空气中时，通过呼吸系统进入人体后，能够清洁呼吸器官，增强肺部的呼吸作用，增强免疫系统功能，可对抗病菌，预防或减轻感冒症状。

（2）调节精神情志　香熏治病，主要是通过鼻嗅而起到康复治疗作用的。《难经》有云："心主嗅，令鼻知香臭。"说明鼻与心有比较密切的关系，而心主神志，芳香疗法通过调节心神而达到开窍醒脑益智、镇静安神定惊的作用。现代研究发现，香气能刺激分泌肾上腺素，强化中枢神经系统，如茉莉花香气会增强人的β-波活力，而麝香、檀香等香气则使脑电波变化产生镇静作用。

（3）改善脾胃功能　《本草纲目·薰草》说："脾胃喜芳香，芳香可以养鼻是也。"《遵生八笺》认为："异香，焚之以助清气。"故香气能醒脾开胃，升清降浊，调节脾胃功能。

（4）促进气血流通　香气多具有"辛香走窜之性"，正如《景岳全书》指出："馨香，使气血流通。"故中医香疗具有疏通经络、增强气血流通的作用。

（五）病因病机

1. 病因

凡能导致疾病发生的原因，称为病因。包括六淫（风、寒、暑、湿、燥、火）、七情（喜、怒、思、悲、忧、恐、惊）、疫疠（有强烈传染性的致病邪气）、饮食劳倦、外伤及虫兽所伤、痰饮、瘀血等。本节重点介绍六淫与七情。

（1）六淫　六淫，即风、寒、暑、湿、燥、火（热）六种外感病邪的统称。在正常的情况下，称之为"六气"，是自然界六种不同的气候变化，是万物生长化收藏和人类赖以生存的必要条件。当气候变化异常，六气发生太过或不及，或非其时而有其气（如春天应温而反寒，秋天应凉而反热等），以及气候变化过于急骤（如过剧的暴热、暴冷），在人体正气不足、抵抗力下降时，六气才能成为致病因素，并侵犯人体发生疾病。这种情况下的六气，便称为"六淫"。淫有太过和浸淫的含义，由于六淫是不正之气，所以又称其为"六邪"，是属于外感病的一类致病因素。

（2）七情　七情，指喜、怒、思、悲、忧、恐、惊七种正常的情志活动，一般情况下不会导致疾病。如果人的情志异常强烈持久，偏激过甚，超越了人体的生理和心理适应能力，或人体正气虚弱，脏腑精气虚衰，对情志刺激的调节适应能力低下，七情就会导致疾病发生或成为疾病发生的诱因，称为"七情内伤"。

七情内伤的致病特点是：①直接伤及内脏；②影响脏腑气机；③多发为情志病；④影响病情变化。

2. 病机

病机，即疾病发生、发展、变化的机理。基本病机，指机体对于致病因素侵袭所产生的最基本的病变反应，是病机变化的一般规律。此外介绍邪正盛衰、阴阳失调、精气血失常、津液失常四种基本病机。

（1）邪正盛衰　指在疾病的发生、发展过程中，机体正气的抗病能力与致病邪气之间相互斗争所发生的盛衰变化。邪气侵犯人体后，一方面邪气对机体的正气起着损害作用；另一方面正气也对邪气产生抗御和祛除作用。从一定意义上说，疾病的过程就是邪正斗争及其盛衰变化的过程。

（2）阴阳失调　指在疾病的发生发展过程中，由于各种致病因素的影响，导致机体的阴阳失去相对的平衡而出现的阴阳偏盛、偏衰、互损、格拒、亡失等一系列病机变化。一般而言，邪正盛衰是虚实病证的机理，阴阳失调是寒热病证的病机，二者在阐释疾病的发生发展及转归机理时，常联合应用、互为羽翼。

（3）精气血失常　指在疾病过程中，由于邪正盛衰，或脏腑功能失调，导致精气血不足或运行失常以及相互关系失调的病机变化。人体精气血的充足和运行协调，是脏腑经络、五官九窍、四肢百骸进行生理活动的物质基础。如果人体的精气血失常，必然会影响机体的各种生理功能，而导致疾病的发生。

（4）津液失常　指津液生成不足，或输布、排泄障碍的病机变化。津液的生成、输布、排泄是复杂的生理过程，必须由多个脏腑的相互协调才能维持正常，以肺、脾、肾三脏的作用尤为重要。同时，气的运动及气化过程，对调节津液代谢起到关键作用。因此，如果肺、脾、肾等相关脏腑生理功能异常，气的升降出入运行失调，气化功能失常，均能导致津液生成不足或输布排泄障碍。

3. 中医香疗与病因病机

以中药天然的香气与能量促进身心健康的中医香疗，能通过特殊的吸入途径，唤醒人类自我修护与治疗的能力，并在复原过程中，提供强力心理支撑。人大部分的疾病根源于情绪的不协调，因此以本草天然的香气与能量促进身心健康的中医香疗，是当下盛行的替代疗法中非常受人喜爱的疗法之一。

早在 2500 年前，善用草药的中国人以特有的思维方式，对疾病与情感性气机失调的关系做出了完备深刻的表述。中医学认为七情为五脏所主，五脏又分属五行，金、木、水、火、土的形象代表着完整的充满生命力的自然力量。将五脏和精神活动联系起来考虑时，五行便成了中医香疗中情绪治疗的一项迅速而有效的诊疗工具。

（1）肝属木，主管情绪　愤怒，肝脏不调最容易导致情绪紧张和疼痛。藏茴香、圆叶当归等能养肝护胆，生发舒泄，不但有顺气的功能，还能镇定心神，对抑郁、愤怒、失眠等问题有较好疗效。

（2）心属火，主管情绪喜乐　大多数心理问题，某种程度上都与火元素的失衡有关。肉桂、小茴香等，能强心通脉，温煦祛邪，让人在冷淡无感、封闭、强颜欢笑及相关之虚寒、血行不顺上获益。

（3）脾属土，主管情绪思虑　脾脏被认为是负责思考、专注、学习和记忆的心理面。檀香、生姜、郁金等，用于统摄运化，健脾舒气，在处理自我价值认同低落及相关的神经系统问题，包括预防肿瘤产生都有较好的效果。

（4）肺属金，主管情绪悲伤　肺能辅助心脏调整全身血液运行，对确保身、心的活力是极为重要的。花椒、豆蔻、乳香，能补肺益气，收敛清肃，能处理精神不集中，涣散无力，以及与其所相关的呼吸道问题、风湿关节炎症状。

（5）肾属水，主管情绪恐惧　从心理层面来说，肾提供给我们意志力和精神力。闻起来有玫瑰和薄荷混合甜味的天竺葵，就可给人带来安定的作用，适合于那些尽管觉得精疲力竭，但仍然不断自我施压的紧张人群。

（六）养生防治

未病先防、既病防变和防治结合是中医防治学的重要特色。养生、预防和治疗之间有非常密切的联系。养生反映了预防医学的鲜明特色，要防病必先强身，欲强身必重养生，养生是最积极的预防措施。治则治法的确立和治疗手段的实施，又可促进疾病的痊愈和机体的康复，从而有利于养生目标的实现。

在预防和治疗的辩证关系中，未病之前，预防是矛盾的主要方面，故倡导"不治已病治未病"，防患于未然。患病之后，则强调早期治疗，防止疾病的发展。在具体治疗中又要分清疾病矛盾的主次，注意先后缓急。

1. 养生

生、长、壮、老、已是人体生命过程的必然规律，健康与长寿是有史以来人类普遍渴求的愿望。养生的目的是扶助人体正气，增强抗病能力，提高健康水平，减少疾病发生，从而延缓衰老、延长寿命。中医养生学认为，衰老是长期的阴阳失调、脏腑精气虚衰以及痰、瘀、毒侵害的结果。善于养生者，为防止衰老，健康生存，尽享天年应当掌握顺应自然、形神共养、固护精气、调补脾肾的原则和方法，以达到健身延年之目的。

2. 治未病

中医学历来重视预防，早在《内经》就提出"治未病"的预防思想。《素问·四气调神大论》指出："圣人不治已病治未病，不治已乱治未乱……夫病已成而后药之，乱已成而后治之，譬尤渴而穿井，斗而铸锥，不亦晚乎。"这为后世医家对中医预防理论研究奠定了基础。《备急千金要方·论诊候》提出："古人善为医者，上医医未病之病，中医医欲病之病，下医医已病之病。"将疾病分为未病、欲病、已病三类，这是中医学最早的三级预防概念，亦与现代预防医学的三级预防思想甚为相合。治未病，是中医学的预防思想，包括未病先防、既病防变和愈后防复三个方面。

3. 治则

治则，亦称治疗原则，对临床立法、处方、用药等具有普遍的指导意义，是治疗疾病时必须遵循的基本原则。在此介绍治病求本、扶正祛邪、调整阴阳、三因制宜四种基本治则。

（1）治病求本　中医治则理论体系中最高层次的治疗原则就是"治病求本"。治病求本，是指针对产生疾病的根本原因进行治疗的原则。这是中医治疗疾病的根本原则，反映了具有最普遍指导意义的治疗规律，是贯穿于整个治疗过程的基本方针，是任何疾病实施治疗时都必须首先遵循的原则。因此其他治则都是从属于这一根本原则的，是"治病求本"的具体体现。

（2）扶正祛邪　"正"是指人体的正气，"邪"是指致病的病邪。邪正的盛衰变化，对于疾病的发生、发展及其变化和转归，都有重要的影响。疾病的发生与发展是正气与邪气斗争的过程。正气充沛，则人体有抗病能力，疾病就会减少或不发生；若正气不足，疾病就会发生和发展。因此，治疗的关键就是要改变正邪双方力量的对比，扶助正气，祛除邪气，使疾病向痊愈的方向转化。

（3）调整阴阳　所谓调整阴阳，是针对机体阴阳偏盛偏衰的变化，采取损其有余、补其不足的原则，使阴阳恢复相对的平衡状态。从根本上讲，人体患病是阴阳间协调平衡遭到破坏，出现了偏盛偏衰的结果。故调整阴阳，是中医治疗疾病的根本法则。

（4）三因制宜　三因制宜即因时、因地、因人制宜，是指临床治病要根据时令、地域及患者等具体情况，制订适宜的治疗方法。由于疾病的发生、发展与转归受多方面因素的影响，如时令气候、地理环境等，尤其是患者个体的体质因素，对疾病的影响更大。因此，在治疗疾病时，必须具体情况具体分析，制定出适宜的治疗方法。

4. 中医香疗与养生防治

中医芳香疗法体现的主要特点是形神共养，即用香药本身的作用来调整阴阳、疏通气血、养生防治以调形，并通过香药之气来怡情、养神、开窍以调神。正所谓"用香之道，养生为本"。正如古人对香药的使用，很大程度上是用来养生防病的，如佩戴香囊、端午挂菖艾以祛浊避邪，点香、熏香以怡情养神。

此外，结合治未病的理念，用中医香疗增强人体正气和防止病邪侵害，达到未病先防的目的；在疾病的早期阶段，及时用香药干预，达到既病防变的目的；并在疾病的初愈阶段，用香疗来促进人体的气血调和，阴阳平衡，巩固治疗，做到病后防复。

根据三因制宜的治则，在香疗过程应考虑不同地区、不同气候、不同人的差异性，来选择适宜的香药。如北方冬天多寒，易得风寒，可以选用辛温的紫苏、细辛等；南方夏天多闷热，易得湿热病证，可以选用辛凉的金银花、薄荷，化湿的藿香、豆蔻等。

第二节　芳香药物的性能理论

中药的性能理论，是从不同角度认识与概括中药作用性质的理论，也称中药的药性理论。其内容有四气、五味、芳香、归经、升降浮沉、毒性等。

一、四气

（一）基本概念

四气，又称四性，指寒、热、温、凉四种药性。它反映了药物影响人体寒热病理变化、阴阳盛衰的作用倾向。寒凉属阴，温热属阳。

（二）主要内容

四气的确定，是依据患者用药后，药物对机体寒热病证的变化总结出来的，是与疾病性质相对而言的。凡能消除或减弱热证的药物，如牡丹皮、金银花、菊花、薄荷、茵陈、青蒿等，称为寒凉药。凡能消除或减弱寒证的药物，如细辛、木香、苍术、厚朴、肉桂、肉豆蔻等，称为温热药。

平性药则是指对机体寒热病证影响不明显的一类药物，该类药寒热偏性不明显，在常用药中也占有一定比例，如佩兰。

一般来讲，具有疏散风热、清热泻火、凉血解毒及缓解急躁情绪、滋润皮肤黏膜等作用的药物，其性多寒凉；具有发散风寒、温经通络、散寒调中及缓解情绪低落和忧郁等作用的药物，其性多温热。

（三）用药原则

《素问·至真要大论》云："寒者热之，热者寒之。"《神农本草经》序例："疗寒以热药，疗热以寒药。"指出了寒热药性与治则的关系。即寒凉药用治阳热证，温热药用治阴寒证，是临床所必须遵循的用药原则。正如王叔和云："桂枝下咽，阳盛则毙；承气入胃，阴盛以亡。"李中梓《医宗必读》谓："寒热温凉，一匕之谬，覆水难收。"若为寒热错杂之证，当寒热药并用。若为真寒假热证，则当用热药治疗，必要时反佐寒药；真热假寒证则当用寒药治疗，必要时反佐热药，不可真假混淆。同时，《素问·六元正纪大论》亦云"寒无犯寒""热无犯热"，强调了三因制宜中的因时制宜，寒冬季节无实热证者，不宜使用寒药，以免损伤阳气；炎热季节无寒证者，不宜使用热药，以免伤津化燥。

二、五味

（一）基本概念

五味，是指酸、苦、甘、辛、咸五种药味，用以反映药物补、泻、散、敛等作用性质。

五味确定的最初依据是药物的滋味，也即味觉对药物真实滋味的感受。但随着用药知识的积累，发现了滋味与作用间的关联性，如辛味与发散、苦味与泄燥、酸味与收涩等，遂以药物滋味解释其作用特点，形成了早期的五味理论。

药物的真实滋味实际不止五种，前人受五行学说影响，将淡附于甘，涩附于酸，习称五味。辛、甘、淡属阳，酸、苦、咸属阴。

（二）主要内容

五味，除表示真实滋味外，更主要是用以反映药物的作用特点。

1. 辛

辛能散、能行，具有发散、行气、行血等作用特点。如能发散表邪的药物、能舒畅气机的药物及消散瘀血的药物，多标以辛味。其中，具"行""散"作用特性，且气味芳香的药物，历来也多标以辛味。

2. 甘

甘能补、能和、能缓，具有补虚、和中、缓急止痛、调和药性或调和药味等作用特点。如补虚扶正的药物，多标以甘味。

3. 酸

酸能收、能涩，即具有收敛、固涩等作用特点。如收敛固涩，治疗滑脱证的药物，多标以酸味。

4. 涩

涩能收、能涩，与酸味药的作用相似。历来将滋味不酸，但具有收涩作用的药物，多标以涩味。

5. 苦

苦能泄、能燥。

泄：①降泄，指降泄肺气，或降泄胃气；②清泄，指清除火热邪气；③通泄，指通泄肠道。

燥：即燥湿：①苦寒燥湿；②苦温燥湿。

一般，止咳平喘药、泻下药、清热药、燥湿药，多标以苦味。

6. 咸

咸能下、能软，具有软坚散结、泻下通便等作用特点。能消散痰核、瘿瘤、癥瘕等病证的药物，多标以咸味。

7. 淡

淡能渗、能利，具有渗湿、利水等作用特点。有此类作用的药物很多，但历来标以淡味的很少。

具体如芳香药物中的白芷、薄荷、木香、沉香、川芎、莪术等，多标以辛味；厚朴、苍术、广藿香、丁香、牡丹皮、金银花及当归等，多标以苦味。

（三）　性味相参

性和味只是分别从不同角度反映药物的作用性质，二者合参并结合其他性能特点，才能较全面地认识药物的特性。但性和味又属于性能的范畴，只反映药物作用的共性与基本特点，因此，还须与药物的具体功效结合起来，以准确指导药物临床应用。

三、芳香

（一）　基本概念

芳香，指人们通过嗅觉所感受到药物芳香气味的总称；同时也是阐释芳香药物辟、散、通、化等作用性质的药性理论之一。

芳香属"五臭"的范畴。《素问·六节藏象论》云："天食人以五气，地食人以五味……"五气即五臭，唐代王冰注释"五气"为：腥、臊、焦、腐、香。而将芳香列入性能理论并做系统阐述的，首推明代贾所学《药品化义》："香能通气，能主散，能醒脾阴，能透心气，能和合五脏。"

（二）　芳香与中药功效的关系

1. 护正辟秽

"香者气之正，正气盛则除邪辟秽也"。芳香药多能辟除秽浊邪气，鼓舞人体正气，达到养生防病的目的。古人常用麝香、檀香、迷迭香、苏合香等作熏香、佩香、含香、浴香、枕香等使用，以防病祛邪。现代有环境香气疗法，即利用燃香或香气自然挥发预防流行疾病。

2. 解表散邪

"凡药香者，皆能疏散风邪""凡芳香之物皆能治头面肌表之疾"。芳香药多具疏散之性，能走肌表而开毛窍，祛除头面肌表六淫之邪。如紫苏、辛夷、菊花、薄荷、香薷等，具疏散表邪、解除表证之功。

3. 化湿健脾

"土爱暖而喜芳香""芳香之气助脾胃"。芳香药多辛温香燥，善舒畅气机，宣化湿浊，醒脾助运。如苍术、厚朴、广藿香、佩兰等芳香化湿，宜治湿阻中焦证；木香、檀香、炒麦芽、炒谷芽等悦脾开胃，宜治饮食积滞证。

4. 开窍醒神

芳香药多为芳香走窜之品，通达宣行，能入心窍，开窍启闭，苏醒神志。如麝香、苏合香、龙脑香、安息香、熏陆香等为急救常用之品，宜治邪阻心包、神志昏迷等病证。

5. 通窍止痛

芳香药行散走窜，芳香上达，通窍止痛，如辛夷、白芷、羌活、薄荷、细辛等上行头目，通窍止痛，宜治鼻塞、鼻渊、头痛、牙痛等。

6. 行气活血

芳香药走窜通达，善行气消滞，活血通经，宜治气滞血瘀之痛证。如香附、乌药、玫瑰花等芳香疏泄，行气活血，通经止痛，宜治肝郁气滞、月经不调、胸胁胀痛等。"大抵疮疡，多因荣气不从……得香之味，则气血流行。"如乳香、没药、木香、白芷等均为外科治疮疡常用之品。

（三）芳香与四气五味的关系

一般芳香之气浓烈者，其性多温热。如《本草经疏》云："凡香气之甚者，其性必温热。""姜黄……辛香燥烈，性不应寒。"亦有个别芳香之品属寒凉之性，如《本草经百种录》云："香则无不辛燥，唯菊不甚燥烈。"还有金银花、茵陈、青蒿等亦归寒凉之列。并且，历来也以味辛，能行能散，气香"能通能散"来解释药物之作用。所以正如《圣济经·审剂》所言："物有气臭，有性味…交取互用，以为虚实补泻之法。"可见，在临床实践中芳香与四气五味之间应"交取互用"，灵活运用。

四、归经

（一）基本概念

归经，是指药物对机体某一或某些部位（脏腑或经络）的选择性作用，也即药效所在，有作用的"定位"概念。

（二）主要内容

归经理论主要是以中医藏象学说和经络学说为基础，以药物所治具体病证的疗效为依据加以概括的。如《素问·金匮真言论》云："中央色黄，入通于脾……其臭香。"李东垣言："芳香之气助脾胃。"《药品化义》谓："香气入脾。"而《本草求真》载："气塞宜通，在心与肺，则有宜于熏香、安息香；在脾，则有宜于川芎、香附。"

一般而言，具有芳香化湿、温中健脾等作用的药物，多归脾、胃经，如藿香、苍术、厚朴等；具有解表散邪、通窍止痛、降气平喘等作用的药物，多归肺经，如薄荷、辛夷、厚朴等；具有行气止痛作用的药物，多归肝、脾、胃经，如川芎、郁金、姜黄等；具有开窍醒神作用的药物，多归心、脾经，如麝香、苏合香等。

此外，《本草纲目》列25味"引经报使"药，如细辛入心经、肾经；羌活入膀胱经；白芷入大肠经、肺经；葱白入肺经；牡丹皮入心包经等，其中，12味为芳香药。《本草洞诠》言："剂中用为向导，则能接引众药，直入本经。"《理瀹骈文》亦云："率领群药开结行滞，直达病所……"均强调了临床上芳香药物归经与配伍相结合的应用特点。

经络与脏腑既有联系，又有区别。如麻黄归膀胱经，是指其既归足太阳膀胱经，又归膀胱之腑。其原因与归经理论在总结过程中所应用的不同辨证体系密切相关。至于有的药物只归一经，有的归数经，说明不同药物的作用范围又有广、狭之分。

（三）　用药原则

掌握药物归经，有助于提高临床用药的准确性。正如徐灵胎所言："不知经络而用药，其失也泛，必无捷效。"临床运用则应多考虑脏腑经络在生理病理上的相互关系，重视"虚则补其母，实则泻其子"的治则，必要时采用两经或多经用药，也即徐灵胎所言："执经络而用药，其失也泥，反能致害。"

五、升降浮沉

（一）　基本概念

升降浮沉，是指药物作用趋向的一种药性，是与病势趋向相对立而言的，是作用的定向概念。

升与降，浮与沉是相对的。升，即上升提举，趋向于上；降，即下达降逆，趋向于下；浮，即向外发散，趋向于外；沉，向内收敛，趋向于内。升浮属阳，沉降属阴。

（二）　主要内容

"升降出入，无器不有"。气机升降出入是人体生命活动的基础。升降出入失常，则机体必然处于不同的病证状态，产生相应的病势趋向，如泻利的病势趋下；呕吐的病势趋上；风邪外束的病势趋内；自汗、盗汗的病势趋外。而能改善或消除这些病证的药物，分别具有升、降、浮、沉的作用趋向。

一般具有解表散邪、开窍醒神、温里散寒等作用的药物，都能上行向外，药性升浮，如细辛、白芷、麝香、艾叶等；而具有清热、止呕、利湿、平肝等作用的药物，则能下行向内，药性沉降，如金银花、广藿香、薏苡仁、菊花等。由于药物作用具有多效应、多层次特点，故有些药物具有双向性，如菊花能疏散风热（升浮），又能平肝（沉降）；有些药物升降浮沉特性不明显，如乳香、没药外用等。

升降浮沉理论属于"性能"范畴，与药材的自然属性（如形状、颜色、滋味、质地等性状）没有必然的一致性。影响升降浮沉的主要因素为：①炮制：大多药物，酒制则升、姜炒则散、醋炒则收敛、盐炒则下行，如牡丹皮经酒炙，活血化瘀之力增强。②配伍：在复方中，升浮药配伍在大队沉降药中则能随之下降；反之，沉降药配伍在大队升浮药中则能随之上升。如牛膝具沉降之性，与桔梗、柴胡、枳壳等升达清阳、开胸行气药同用后，沉降之性不显。正如李时珍所言："升降在物，亦在人也。"

（三）　用药原则

升降浮沉理论的临床用药原则如下。

1. 逆病势选药

利用药物之升降浮沉性能，纠正人体气机之失常，使之恢复正常。如合欢花具解郁安神之功，可治情志不遂、忿怒忧郁之心神不安，烦躁失眠。

2. 因势利导

顺应病位，祛邪外出。如外感风热病位在上在表，宜升浮不宜沉降，选用菊花、薄荷以疏散外感之邪。

药物的具体性能之间是既有联系，又有区别的。一般而言，凡辛、甘，温、热之品，大都具升浮之性；凡苦、酸、咸，寒、凉之品，大都具沉降之性。正如李时珍言："酸咸无升，辛甘无降，寒无浮，热无沉。"此处之"无"是指大多数。而芳香药物中以芳香，辛、甘，温、热类药物为主，总体上也体现升浮之性，如细辛、白芷、木香、厚朴、肉桂等；较少药物体现沉降之性，如安神药。可见，每种性能仅仅代表了药物作用特性的一个视角，要全面认识与掌握药物的应用规律，尚需对药物的多个性能综合参考。

六、毒性

（一）基本概念

毒性，是指药物对人体能产生损害的一种性能，用以反映药物的安全性。它不同于副作用，对人体的危害性较大，甚至可危及生命。认识与掌握药物的毒性是临床安全用药的重要保障。

（二）主要内容

有毒与无毒是相对而言的。药物的毒性反应指药物引起的人体组织与器官在生理生化功能方面的异常和结构方面的改变。毒性反应和副作用较难区别，但其发生与剂量有关，是药理作用的加强，也是可以预知的。毒性反应造成的功能障碍或器质性病变，有的停药后可逐渐恢复，但也常造成一些不可逆的损害，终身不愈。

药物能否产生中毒反应，与药物的品种、质量、贮存、加工炮制、配伍、剂型、给药途径、用量、用药时间长短及患者的体质、年龄、性别、种属、证候性质等都有密切关系。因此，使用具有潜在毒性损伤的药物时，应从上述各个环节进行控制，避免中毒发生。

（三）香药与毒性

芳香药物都属"以气（芳香）用事"之品，虽给药途径、使用剂量等方面都安全可控，但部分药物辛香燥烈、香窜散气，有耗气伤阳、夺血伤阴之虞，应当在专业人士指导下应用。如《本草经疏》载麝香："性能开窍，故主难产堕胎也。"孕妇忌用，并且现代研究也证实，其对动物子宫呈明显兴奋作用，且对妊娠子宫较非妊娠子宫敏感。石菖蒲气味芳香，化湿开窍，但报道称其主要有效成分 α-细辛醚、β-细辛醚有致畸、致癌作用。细辛挥发油中的有毒成分黄樟醚，若用之过量，则会导致呼吸中枢麻痹等不良反应，甚至死亡。另外，有些人群的皮肤对药物的直接刺激比较敏感，在使用含芳香药物的皮肤制剂时，需要仔细询问过敏史，注意控制应用品种、剂量等因素，防患于未然。

在中药香疗学的理论体系中，构建"有毒"理念，是安全合理应用芳香药物的有力保障。

第三节 配伍理论与常用治法

一、配伍的含义与目的

（一） 基本概念

"配"乃搭配、调配之意，"伍"为队伍、序列之谓。配伍是指基于治法与药物性能，以有效、安全为目的，选择两味或两味以上的药物同用。

（二） 主要内容

药物配伍的最基本形式称为药对或药组。药对，顾名思义是指两味药成对配伍使用的形式，如辛温芳香之荆芥常配伍"风中之润剂"防风以发散风寒；药组，则是指两味以上的药物配伍使用的形式，如辛温芳香之细辛常配伍辛热之干姜、酸甘温之五味子以温肺化饮。方剂是药物配伍的发展，是药物配伍的更高形式。

（三） 配伍目的

药物通过合理的配伍，可以增强或改变其原来的功用，并调其偏性，制其毒性，消除或缓解其对人体的不良反应，发挥药物间相辅相成或相反相成等综合作用，使各具特性的药物组合成为一个整体，从而更好地发挥预防与治疗疾病的作用。

二、配伍理论

（一） 七情和合配伍

"七情"是古代医家对药物配合使用后可能产生的效果拟人化的描述。七情和合配伍首见于《神农本草经》，该书序录云："药有阴阳配合，子母兄弟，根茎花实，草石骨肉。有单行者，有相须者，有相使者，有相畏者，有相恶者，有相反者，有相杀者。凡此七情，合和视之。当用相须相使者良。勿用相恶相反者。若有毒宜制，可用相畏、相杀者。不尔，勿合用也。"《神农本草经》虽提出了七情配伍的名称，但未做详细解释。后世医家关于七情配伍有众多阐释，但以明代《本草蒙筌》和《本草纲目》尤为详细，其含义概括如下。

1. 单行

单行即不需要配伍，用单味药就能发挥预期治疗效果，不需要其他药辅助。如独参汤用一味人参补气固脱，用于气虚欲脱或阳虚欲脱者；清金散用一味黄芩治肺热咳血的病证等。

2. 相须

相须即性能功效相类似的药物配合使用，以增强原有疗效。如芳香化湿之藿香、佩兰合用，能增强化湿和中效果；芳香甘寒之金银花配伍苦微寒之连翘，增强清热解毒之功。

3. 相使

相使即在性能功效方面有某些共性的药物配伍合用，而以一药为主，另一药为辅，辅药能增强主药疗效。如芳香化湿的厚朴与理气健脾的陈皮相配，陈皮能增强厚朴的化湿之功；补气利水的黄芪与利水消肿的防己合用，防己能增强黄芪利水效果。

4. 相畏

相畏即一种药物的毒性反应或副作用，能被另一种药物减轻或消除。如辛温之生半夏或生南星的毒性能被生姜减轻或消除，故曰生半夏或生南星畏生姜。

5. 相杀

相杀即一种药物能减轻或消除另一种药物的毒性或副作用。如辛温之生姜能减轻或消除生半夏或生南星的毒性，即云生姜杀生半夏或生南星。

6. 相恶

相恶即两药合用，一种药物能使另一种药物原有功效降低，甚至丧失。如传统记载人参恶莱菔子，因为莱菔子能削弱人参的补气作用。相恶只是两药的某方面或某几方面的功效减弱或丧失，而不是二药的各种功能全部相恶。

7. 相反

相反即两药合用，能产生或增强毒性反应或副作用，如"十八反""十九畏"中的若干药物（见"配伍禁忌"）。

综上所述，七情配伍除单行外，其余6组配伍的实际结果可以归纳为3类。其中相须、相使为一类，其使药物间产生协同效果，使疗效增强，临床用药要充分利用。相畏、相杀为一类，是同一配伍关系的两种提法，说明某些药物同用后，由于相互拮抗作用，能减轻或消除药物的毒性或副作用，临床应用毒烈性药时需考虑选用。相恶、相反为一类，两种配伍均不利于临床效果，尽量避免使用，其中相恶，说明合用的药物因相互拮抗而抵消或削弱原有的功效，临床用药时应加以注意；而相反则说明有些本来单味应用毒性较小或无害的药物，与他药合用后，可能增强或产生毒性或副作用，属于配伍禁忌，临床原则上应禁止使用。

（二）君臣佐使配伍

君臣佐使首见于《神农本草经》，但其用于药性分类，该书将所载药物分为上、中、下三品，即上品为君，中品为臣，下品为佐使。从金代成无己开始，君臣佐使作为分析组方结构的核心理论被广泛运用于方剂学领域，沿用至今，但其应用最早提出者则为《黄帝内经》。

1. 君药

君药，是针对主病或主证起主要治疗作用的药物。这里实际包括两层意义：所谓针对主病或主证，是指治疗对象而言，即组方时首先要明确患者疾病的病因、病机，若同时或者有几种疾患，则宜选择针对其中最主要病证的药物为君，以解决主要矛盾。而起主要治疗作用，是指君药与方中其他药物之间的关系而言，即在组成方剂的几味药物中，君药应是各药综合作用的中心，起最主要的治疗作用。

例如一患者就诊时，见有脘腹胀满，不思饮食，口淡无味，恶心呕吐，嗳气吞酸，肢体沉重，怠惰嗜卧，常多自利，舌苔白腻而厚，脉缓等湿滞脾胃证，为湿阻气滞，脾胃失和所致。针对主要病证，宜用燥湿健脾、行气和胃之法，故选用平胃散治之。方中以苍术辛香苦温为君药，其最善燥湿，兼以健脾，能使湿去而脾运有权，脾健则湿邪得化。正如《本草正义》谓："凡湿困脾阳……非茅术（苍术）芳香猛烈，不能开泄。而脾家郁湿，茅术一味，最为必需之品。"方中苍术与臣、佐、使药的厚朴、陈皮、甘草相比，作用最强，由此可见君药在方中起决定性作用，占主导地位，是必不可少的药物。

2. 臣药

臣药的意义有二：一是辅助君药加强治疗主病或主证；二是针对兼病或兼证起治疗作用，以解决次要矛盾。

前述平胃散中臣药为厚朴，其辛香温散，味苦性燥，一方面助君药苍术燥湿，二者配伍有相须之妙；另一方面，脾气之转输，湿邪之运化，皆赖于气之运行，亦即"气化则湿亦化"，厚朴长于行气除满。《本草汇言》曰："厚朴，宽中化滞，平胃气之药也。凡气滞于中，郁而不散……或湿郁积而不去，湿痰聚而不清，用厚朴之温可燥湿，辛可以清痰，苦可以下气也。"

总之，君臣药相伍，燥湿以健脾，行气以化湿，湿化气行则脾气健运。臣药在方中之药力小于君药，在方中的地位仅次于君药，除了少数单方外，绝大多数方剂皆配伍之。

3. 佐药

佐药的意义有三：一是佐助药，即协助君、臣药以加强治疗作用，或直接治疗次要兼证的药物。平胃散中的佐药陈皮理气和胃，芳香醒脾，助苍术燥湿、协厚朴行气。陈皮、厚朴芳香化湿，有醒脾调中之功。

二是佐制药，即制约君、臣药的峻烈之性，或减轻、消除君臣药毒性的药物。例如，四逆汤为急救阳衰阴盛危重症的名方。方中君药附子、臣药干姜合用，虽然回阳救逆之功显著，能救人于俄顷，但两药均为大辛大热之品，颇为燥烈，附子尚有毒性，若单独运用，有使正气暴散之虞；佐以甘草后，既解附子之毒，又缓两药之烈，另有补气之功，以加强回阳救逆之效，使四逆汤的毒烈之性得以降低。

三是反佐药，即根据某些病证之需，配伍少量与君药性味或作用相反而又能在治疗中起相成作用的药物。如于温热剂中加入少量寒凉药，或于寒凉剂中加入少量温热药。此种配伍有两种情况，首先是病重邪甚，服药格拒时须加以从治者，例如急救阴盛阳脱证的白通加猪胆汁汤，就是于大剂辛热回阳救逆药中加入苦寒的猪胆汁、咸寒的人尿，以"引姜、附之温入格拒之寒而调其逆"。同样道理，主治热结里实、气阴两伤之阳明温病证的新加黄龙汤，以性寒的芒硝、大黄泄热通便为主，配伍益气养阴之品，妙在加入温热姜汁以温胃止呕，防止病势拒药，克服药不能进的现象。其次是制约某些方中过寒或过热之品。例如治疗湿热痢疾的芍药汤，方中辛热之肉桂与苦寒之黄芩、黄连、大黄相配，目的在于止腹痛并防止苦寒药伤伐脾胃之弊。佐药在方中地位次于臣药，一般用量较轻，但含义较广，在方剂配伍上具有重要意义。

4. 使药

使药意义有二：一是引经药，即能引方中诸药以达病所的药物。由于有些药物对某脏、某经有较强的治疗作用，即对某组织器官有亲和力。因此，医者组方时宜根据疾病的部位选择恰当的药物，有助于提高疗效。若方中其他药物已具有直接作用于所治疗脏腑经络的特性，一般不必再用。如传统认为苦辛微寒之柴胡入肝经，有疏肝解郁之功，所以在治疗肝胆病的方剂中或以柴胡为君药，或用柴胡为引经药。

二是调和药，即具有调和诸药作用的药物。在绝大多数方剂中，特别是在用大寒大热大辛大苦或药力较猛的药物时，往往配伍一味甘缓之品，以其调和之功，减轻或消除方中各药物配合后产生的不良反应。甘草即具有上述特点，故在众多方剂中常以甘草为使。金代医家李杲曰：甘草，"其性能缓急，而又能协和诸药，使之不争。故热药得之缓其热，寒药得之缓其寒，寒热相杂者用之得其平。"如前述平胃散中以甘草为使，甘平入脾，既可益气补中而实脾，令"脾强则有制湿之能"（《医方考》），合诸药泄中有补，使祛邪而不伤正，又能调和诸药。使药在方中之药力较小，用量亦轻。

三、配伍应用

（一）芳香化湿

1. 基本概念

芳香化湿，是一种运用具有芳香化湿作用的药物为主组方，以治疗水湿病证的方法，属祛湿治法。湿邪为病较为复杂，其治法亦较多，如芳香化湿法、清热祛湿法、温化水湿法、利水渗湿法、祛风胜湿法等，其中芳香化湿法尤为常用。

2. 代表方证

尤其是治疗湿邪困阻中焦证，代表方如藿香正气散。本证系由风寒在表，湿滞脾胃所致，尤以夏月常见。风寒犯表，正邪相争，则恶寒发热，头痛；内伤湿滞，湿浊中阻，脾胃不和，升降失常，则恶心呕吐，肠鸣泄泻；湿阻气滞，则胸膈满闷，脘腹疼痛。治疗当以外散风寒，内化湿浊，理气和中，升清降浊为法。

3. 藿香正气散配伍分析

方中藿香辛温芳香，外散风寒，内化湿滞，辟秽和中，为治霍乱吐泻之要药，重用为君。半夏曲、陈皮理气燥湿，和胃降逆以止呕；白术、茯苓健脾助运，除湿和中以止泻，助藿香内化湿浊以止吐泻，同为臣药。紫苏、白芷辛香温散，助藿香外散风寒，紫苏尚可醒脾宽中，行气止呕，白芷兼能燥湿化浊；大腹皮、厚朴行气化湿，畅中行滞，且寓气行则湿化之义；桔梗宣肺利膈，既益解表，又助化湿；煎加生姜、大枣，内调脾胃，外和营卫，俱为佐药。甘草调和药性，并协姜、枣以和中，用为使药。诸药相合，使风寒外散，湿浊内化，气机通畅，脾胃调和，清升浊降，则寒热吐泻腹痛诸症可除。

此类方剂又如平胃散、甘露消毒丹等。

（二）　芳香解表

1. 基本概念

芳香解表，是一种运用芳香发汗、宣肺的药物为主组方，以祛除在表之邪，治疗表证的治法。

2. 代表方证

表证是六淫之邪侵袭人体肌表肺卫所致的病证，其邪未深入、病势轻浅，故宜用辛散轻宣的药物，如芳香类药物与解表药相配伍，能透邪解表、芳香辟秽。正如《黄帝内经》所言："因其轻而扬之。"利用其辛散祛邪的作用使邪从肌表而出。代表方如香薷散。

该方所治之证乃夏月乘凉饮冷，外感风寒，内伤于湿所致。夏感风寒，邪滞肌表，正邪相争，卫闭营郁，则恶寒发热，头痛身痛，无汗，脉浮等风寒表实证；露卧饮冷，则湿伤脾胃，气机受阻，升降失常，故胸脘痞闷，腹痛吐泻。治当发散表寒，祛除里湿。

3. 香薷散配伍分析

方中香薷辛微温，入肺胃经，芳香质轻，辛温发散，为夏月祛暑解表要药，故重用为君药。厚朴辛香苦温，行气除满，燥湿运脾，为臣药。白扁豆甘淡性平，健脾和中，渗湿消暑，为佐药。诸药合用，祛暑解表，化湿和中，有表里双解之功。

另外，银翘散吸取了"风湿于内，治以辛凉，佐以苦甘"之训，重用金银花、连翘，配伍薄荷、牛蒡子、竹叶达到利于透邪的目的，也是芳香解表的例子。

（三）　芳香行气

1. 基本概念

芳香行气，是一种运用芳香理气的药物为主组方，以理气、行气，治疗气滞证的治法。

2. 代表方证

气机不畅，多责之于肝、脾。肝主疏泄，脾主运化，诸多因素影响脏腑气机运行，导致宣降疏泄失常。芳香类药物大多气香性温，味辛，善于行散，能理气、调中、散结，适于气机不利的气滞、气逆等证，与理气剂相配伍可加强畅通气机之功。代表方如天台乌药散。

本方证因寒凝肝脉，气机阻滞所致。足厥阴肝经绕阴器，过少腹。若肝经气机郁滞，复感外寒，则可内外相合，发为小肠疝气，此谓"诸疝皆归肝经"。厥阴气滞寒凝，又可发为痛经、瘕聚等。治以行气疏肝，散寒止痛之法。

3. 天台乌药散配伍分析

方中乌药辛温，入肝经，行气疏肝，散寒止痛，为君药。青皮疏肝行气，木香理气止痛，共助君药疏肝行气；小茴香暖肝散寒，高良姜散寒止痛，共助君药散寒止痛，四药辛温芳香，俱为臣药。槟榔下气导滞，能直达下焦而破坚，川楝子理气止痛，但性苦寒，与辛热之巴豆同炒，去巴豆而用川楝子，巴豆既可制其苦寒之性，又能增其行气散结之力，为方中佐使药。诸药合用，以辛温芳香之品，行气疏肝，散寒通滞，则诸症自除。

此类方剂又如加味乌药汤等。

（四） 芳香开窍

1. 基本概念

芳香开窍，是一种运用性味芳香，具有宣闭开窍作用的方药，治疗秽浊之邪阻闭心包所致神昏的治法。

2. 代表方证

心为君主之官，主神明而藏神，故邪蒙清窍则神明内闭、神志昏乱，治宜开窍醒神。芳香类药物多辛香走窜，具有化浊辟秽、开窍醒神之功。代表方如安宫牛黄丸。本方证系温热邪毒内闭心包所致。温热邪毒，逆传心包，扰乱神明，故高热烦躁、神昏谵语，或昏愦不语；里热炽盛，灼伤津液，则口干舌燥；舌为心窍，热闭窍机，则舌謇不语；热闭心包，邪热阻滞，阳气不通，故为热厥，手足厥冷等。治宜清热解毒、开窍醒神为法，并配辟秽安神之品。

3. 安宫牛黄丸配伍分析

方中牛黄苦凉，善清心、肝大热，清心解毒，辟秽开窍；犀角咸寒，善入营血，清心安神，凉血解毒；麝香芳香走窜，善通全身诸窍，芳香开窍醒神。三药相配，清心开窍，凉血解毒，共为君药。黄连、黄芩、山栀大苦大寒，黄连清心火，黄芩清肺、胆之火，栀子清三焦之火，清热泻火解毒，以增牛黄、犀角清解心包热毒之力，共为臣药。冰片辛散苦泄，芳香走窜，善通诸窍，兼散郁火；郁金辛开苦降，行气解郁，二者相伍，芳香辟秽，化浊通窍，以增麝香开窍醒神之功；雄黄劫痰解毒，助牛黄辟秽解毒；朱砂镇心安神，兼清心热；珍珠清心肝之热，镇惊坠痰，共助镇心安神之功，以除烦躁不安；原方以金箔为衣，取其重镇安神之效，共为佐药。用炼蜜为丸，和胃调中，为使药。诸药相合，清热泻火、凉血解毒与芳香开窍并用，但以清热解毒为主，意在驱邪外出，"使邪火随诸香一齐俱散也"。

另温开剂中的苏合香丸更是"汇集诸香以开其闭"，运用10种辛香之品配合，起散寒止痛、开窍之功效。

四、配伍禁忌

配伍禁忌，是指某些药物合用会产生剧烈的毒副作用或降低药效，因而应当避免合用，也即《神农本草经》所谓："勿用相恶、相反者。"目前医药界共同认可的配伍禁忌，有"十八反"和"十九畏"。

（一）十八反

五代后蜀韩保昇《蜀本草》统计《神农本草经》中相反的药物，提出"相反者十八种"，今人所谓"十八反"之名盖源于此。"十八反"歌诀最早见于金代张从正《儒门事亲》："本草明言十八反，半蒌贝蔹芨攻乌，藻戟遂芫俱战草，诸参辛芍叛藜芦。"共载相反中药十八种，即乌头反半夏、瓜蒌、贝母、白蔹、白及；甘草反海藻、大戟、甘遂、芫花；藜芦反人参、丹参、玄参、沙参、苦参、细辛、芍药。事实上，"十八反"中的药物从开始记载就不止 18 味，加上后来的分化，如乌头分为川乌、附子、草乌，瓜蒌分为全瓜蒌、瓜蒌皮、瓜蒌子、天花粉，贝母分为川贝母、浙贝母，芍药分为赤芍、白芍。

（二）十九畏

"十九畏"是金元以后医家概括出的 19 味配伍禁忌药。由于从宋代开始，一些医药著作中出现了畏、恶、反名称使用混乱的状况，与《神农本草经》中的原义不符，作为配伍禁忌的"十九畏"正是在这种情况下提出的。"十九畏"并非 19 种具有"相畏"配伍关系的药物，这些药物的配伍关系大多属于"相恶"或"相反"的范畴，应当避免合用。

"十九畏"歌诀首见于明代刘纯《医经小学》："硫黄原是火中精，朴硝一见便相争。水银莫与砒霜见，狼毒最怕密陀僧。巴豆性烈最为上，偏与牵牛不顺情。丁香莫与郁金见，牙硝难合京三棱。川乌草乌不顺犀，人参最怕五灵脂。官桂善能调冷气，若逢石脂便相欺。大凡修合看顺逆，炮爁炙煿莫相依。"指出了共 19 味相恶或相反的药物：硫黄畏朴硝，水银畏砒霜，狼毒畏密陀僧，巴豆畏牵牛，丁香畏郁金，牙硝畏三棱，川乌、草乌畏犀角，人参畏五灵脂，肉桂畏赤石脂。

五、常用治法

治法是指治疗方法，即在治病过程中，根据患者的临床表现，通过辨证求因，审因论治而拟定的。历代医家在长期的医疗实践中创制出诸多治法，以适应复杂多变的各种病证。其中具有代表性、概括性的当推清代医家程钟龄《医学心悟》之"八法"。所谓"论病之原，以内伤、外感四字括之。论病之情，则以寒、热、虚、实、表、里、阴、阳八字统之。而论治病之方，则又以汗、和、下、消、吐、清、温、补八法尽之。""八法"归纳、概括了历代医家关于治法的论述。

（一）汗法

汗法是通过开泄腠理、调畅营卫、宣发肺气等作用，使在表的六淫之邪随汗而解的一种治法。凡外感表证、疹出不透、疮疡初起以及水肿、泄泻、咳嗽、疟疾而见恶寒发热、头痛身疼等表证，均可用汗法治疗。然病情有寒热，邪气有兼夹，体质有强弱，故汗法又有辛温、辛凉之别。汗法常与补法、下法、消法、温法、清法等合用。

（二） 吐法

汗法是通过涌吐的方法，使停留在咽喉、胸膈、胃脘的痰涎、宿食及毒物等从口中吐出的一种治法。适用于中风痰壅，宿食壅阻胃脘，毒物尚在胃中，痰涎壅盛的癫狂、喉痹，以及干霍乱吐泻不得等，属于病情急迫而又急需吐出之证。因吐法易伤胃气，故体虚气弱、妇人新产、孕妇等均应慎用。

（三） 下法

下法，是通过泻下、荡涤、攻逐等作用，使停留在胃肠的宿食、燥屎、冷积、瘀血、结痰、停水等有形积滞从大便而出的一种治法。凡燥屎内结，冷积不化，瘀血内停，宿食不消，结痰停饮及虫积等证均可应用。由于积滞有寒热，正气有盛衰，邪气有兼夹，故下法有寒下、温下、润下、逐水、攻补兼施之别，常与汗法、消法、补法、清法、温法等合用。

（四） 和法

和法，是通过和解或调和的方法，使半表半里之邪，或脏腑、阴阳、表里失和之证得以解除的一种治法。和法有狭义和广义之分。狭义和法是指和解少阳，专治邪在半表半里少阳证的治法。广义和法是一种既能祛除病邪，又能调整脏腑功能的治法，无明显寒热补泻之偏，性质平和，全面兼顾。和法的应用范围较广，适用于邪犯少阳、肝脾不和、寒热错杂、气血营卫失和等证。现常用的和法有和解少阳、开达膜原、调和肝脾、疏肝和胃、调和寒热、表里双解等。

（五） 清法

清法，是通过清热、泻火、解毒、凉血等作用，使在里之热邪得以解除的一种治法。适用于里热证、火证、热毒证及虚热证等。由于里热证有热在气分、热入营血、气血俱热及热在某一脏腑之分，因而清法中又有清气分热、清营凉血、气血两清、清热解毒、清脏腑热之别。热邪最易伤阴，大热又易耗气，故清热剂中常配伍生津、益气之品，切不可纯用苦寒泻火之法，苦易化燥伤阴，服之热反不退。此即王冰所谓："寒之不寒，是无水也。"根据病情之虚实，邪气之兼夹，清法常与汗法、下法、温法、消法、补法等合用。

（六） 温法

温法，是通过温里祛寒的方法，使在里之寒邪得以消散的一种治法。适用于脏腑的陈寒痼冷，寒饮内停，寒湿不化及阳气衰微等。由于寒邪所在部位的不同，寒邪与阳虚的程度不同，温法又有温中散寒、温暖肝肾、回阳救逆之区分。此外，尚有温肺化痰、温胃降逆、温肾纳气、温中行气、温经活血、温阳止血、温里解表等，是温法与汗法、消法、补法合用之体现。

（七）　消法

消法，是通过消食导滞、行气活血、化痰利水、驱虫等方法，使气、血、痰、食、水、虫等所结成的有形之邪渐消缓散的一种治法。适用于饮食停滞，气滞血瘀，癥瘕积聚，水湿内停，痰饮不化，疳积虫积等证。消法与下法皆可治疗有形实邪，但下法所治病证，大抵病势急迫，形证俱实，必须急下，且可从下窍而出者；消法所治病证，主要是病在脏腑、经络、肌肉之间渐积而成，病势较缓，且多虚实夹杂，尤其是气血积聚而成之癥瘕痞块、痰核瘰疬等，难以迅即消除，必须渐消缓散。消法常与下法、温法、清法、补法等合用。

（八）　补法

补法，是通过补养的方法，恢复人体正气，以治疗各种虚证的一类治法。由于病证有气虚、血虚、阴虚、阳虚及脏腑虚损之分，所以补法有补气、补血、气血双补、补阴、补阳、阴阳并补以及补心、补肝、补肺、补脾、补肾、滋补肝肾、补脾养心等。补法一般在无外邪时使用，以避免"闭门留寇"之弊，但若正虚感受外邪，如肺虚停饮、脾虚停湿或宿食、气虚留瘀等，补法又可与汗法、消法等配合使用。此外，尚有峻补、缓补、温补、清补及"虚则补其母"等法。

第三章　芳香药物概述 ▷▷▷▷

第一节　芳香药物的来源

芳香药物，古称"香药"，是具有香气和可供提取芳香精油的植物或动物药物的总称。芳香药物的特点在于其含有较丰富的芳香成分——精油（挥发油）。由于精油有极其丰富多样的生理活性，所以被广泛应用于医药、食品和化妆品等领域中。芳香药物按来源分类，可分为植物类芳香药物和动物类芳香药物。

一、植物类芳香药物

芳香植物是植物界利用最为广泛、经济价值极高的一类植物。据不完全统计，自然界中共有 3600 余种芳香植物，可供药用约 1000 种，被有效开发利用的有 400 多种。我国是芳香植物资源丰富、种类最多的国家之一，目前已发现的共有 70 余科 200 属 800 多种，其中含精油较高的芳香植物约 370 种。许多植物的根、杆、茎、枝、皮、叶、花、果、树脂等皆可成香。根据分类方法可分为植物学分类和香气来源分类两种。

（一）根据植物学分类

常用的药用芳香植物有 100 余科，主要集中在菊科、芸香科、伞形科、唇形科、樟科、木兰科、姜科、蔷薇科、百合科、木犀科 10 个科，占芳香药用植物 50% 以上。此外，松科、柏科、杜鹃花科、木择科、瑞香科、檀香科等也含有较多的芳香药物，具体如表 3-1 所示。

表 3-1　不同科别常见的芳香药物

科别	常见药物举例	科别	常见药物举例
菊科	苍术、白术、木香	蔷薇科	桃仁、杏仁
芸香科	降香、吴茱萸	木犀科	茉莉花
伞形科	白芍、白芷、柴胡、当归	马兜铃科	细辛
唇形科	薄荷、褚香	败酱科	甘松
姜科	姜、砂仁、豆盆	桃金娘科	丁香
木兰科	厚朴、辛夷、五味子	马鞭草科	马鞭草

（二）　根据香气来源分类

芳香性成分主要由叶、花瓣、茎、芽、树皮、根、种子等部位的特殊分泌细胞产生，分布于植物的腺毛、油室、油管、分泌细胞或树脂道等各种组织和器官中，如薄荷油存在于薄荷叶的腺鳞中，桉叶油存在于桉叶的油腔中，玫瑰油在玫瑰花瓣表皮分泌细胞中，松节油在松树的树脂道中，生姜油在生姜根茎的油细胞中。因此，根据香气来源可将芳香植物分为六大类，包括香花类（如玫瑰、茉莉）、香草类（如薰衣草、香茅）、香根类（如细辛、当归）、香树类（如香樟、肉桂）、香果类（如肉豆蔻、五味子）和香叶类（如菖蒲、松叶），具体如表3-2所示。

表3-2　不同香气来源常见的芳香药物

类别	常见芳香植物举例
香花类	金银花、玫瑰花、丁香、辛夷、款冬花、栀子花
香草类	广藿香、薄荷、香薷、青蒿、牛至、鱼腥草、紫藤、茵陈蒿、柏枝节、薤白、松节、葱白、大蒜
香根类	当归、赤芍、（川）木香、柴胡、防风、独活、白芍、香附、川芎、姜、苍术、莪术、姜黄、羌活、白术
香树类	香桂皮、肉桂、厚朴、黄柏、檀香、降香、樟木、沉香、乳香、没药、苏合香、阿魏、松脂
香果类	孜然、五味子、益智仁、砂仁、小茴香、胡椒、枳壳、柑皮、橙皮、青皮、花椒、广陈皮、肉豆蔻、杏仁、柏子仁
香叶类	艾叶、松叶、橙叶、枇杷叶、紫苏叶、侧柏叶、桑叶、茴香、佩兰、荆芥、香叶、刺五加、藿香

二、动物类芳香药物

动物类芳香药物多来源于某些动物的壳（如甲香）、性腺分泌物（如麝香）及病态分泌物（如龙涎香）。常用的动物类芳香中药主要包含麝香、龙涎香、甲香等，其主要应用及功效如表3-3所示。

表3-3　常见的动物类芳香药物

名称	来源	功效
麝香	麝科动物雄体香囊中的干燥分泌物	开窍、活血、散结、止痛
龙涎香	抹香鲸的肠凝结物	开窍化痰、活血利气
甲香	蝶螺科动物蝶螺或其近缘动物的掩厣	治痢疾、淋病、痔瘘、疥癣

第二节　芳香药物的主要化学成分及理化性质

芳香药物含有丰富的化学成分，主要分为芳香性成分和非芳香性成分。其中非芳香性成分主要包括生物碱、糖类、苷类、醌类、黄酮类、鞣质类等化合物；芳香性成分（以下称挥发油），又称挥发油、精油、芳香油，是存在于芳香药物中的一类具有挥发性、可随水蒸气蒸馏、与水不相混溶的油状液体的总称。挥发油是芳香药物最具代表性的成分，生物活性多样，具有止咳、平喘、抗菌、止痛、解痉、抗癌及健胃等作用，如小茴香油、豆蔻油、木香油有祛风健胃功效；当归油、川芎油有活血镇静作用；柴胡油有显著的退热效果等。挥发油含量的多少、成分的组成及各成分的相对含量决定了芳香药物的利用价值，因此本章节重点介绍芳香药物中的挥发油。

　　一种挥发油通常由 10 种至数百种化合物组成，主要分为三大类：一是萜类化合物，包括单萜、倍半萜及其含氧衍生物；二是芳香族化合物，包括芳香烃类、芳香醛类、芳香醇类、芳香酮类、芳香醚类化合物；三是脂肪酸类，包括一些小分子的脂肪烃、醛、酮、酸、酯等化合物。不同的芳香药物含有的挥发油种类和含量不同。挥发油大多具有多方面较强的生理活性，是医疗、香料、日化、食品工业的重要原料。

一、挥发油生物合成途径

　　挥发油是具有生物活性的芳香药物的次生代谢产物，其生物合成途径主要有以下几种。

（一）异戊二烯代谢途径

　　异戊二烯代谢途径常见于挥发油中萜类化合物的生物合成。目前已知的萜类合成途径即异戊二烯代谢途径可分别合成包括激动素、赤霉素、类胡萝卜素、甾醇、叶绿素等在内的单萜、倍半萜、二萜和多萜等次生代谢物。在异戊二烯代谢途径中，由乙酰-CoA 反应而成的焦磷酸异戊烯酯（IPP）可进一步合成焦磷酸香叶酯（GPP）、焦磷酸金合欢酯（FPP）和焦磷酸香叶基香叶酯（GGPP），后者分别在单萜环化酶、倍半萜环化酶和二萜环化酶的催化作用下被分别合成环成单萜、倍半萜和二萜次生代谢物；由FPP 也可进一步合成鲨烯、甾醇及多萜次生代谢物。植物 IPP 的合成有两条不同的途径：一条是由乙酰-CoA 经过甲羟戊酸合成，该途径合成的 IPP 主要用于合成甾醇、半萜和三萜次生代谢物；另一条是 1-脱氧-木酮糖-5-磷酸合成支路，该途径合成的 IPP 主要用于合成质体中的二萜、单萜、类胡萝卜素、异戊二烯等次生代谢物。

（二）脂肪酸代谢途径

　　脂肪酸是形成香气成分的主要前体物质，支链脂肪族醇、醛、酮和酯类物质主要来源于脂肪酸的代谢。它们由前体物质脂肪酸经过 LOX（脂氧合酶）途径逐步地过氧化、裂解及还原作用形成。在脂肪酸代谢产物中还有一类重要的物质——内酯，它也是香气的重要成分之一。在植物体内，对于内酯的合成途径并不清楚。大多数研究者推断内酯形成于脂肪酸 β 氧化中的氧化降解过程，其前体物质是羟基酸和含氧酸。

（三）氨基酸代谢途径

　　氨基酸的代谢可以产生脂肪族、支链或芳香族的醇类、羰基化合物、酸类和酯类。酯香型、果香型的特征香气成分多数为氨基酸代谢产生的。常见的前体物质的氨基酸有丙氨酸、缬氨酸、亮氨酸、异亮氨酸、天冬氨酸、苯丙氨酸、酪氨酸等。氨基酸的代谢途径中存在两步共同的酶反应：转氨基作用和脱羧基作用，两反应的关键酶分别为转氨酶和丙酮酸脱氢酶。氨基酸代谢途径中酶活性和底物专一性决定了香气成分在种类和含量上的不同。芳香族氨基酸如酪氨酸和苯丙氨酸是酚和醚类物质的前体。

（四） 酯类合成代谢

酯类是通过上述各代谢途径生成的醇类和酰基-CoA 在酯化作用下形成的，对怡人香味有重要贡献。酯类形成过程中有两个关键酶：乙醇酰基转移酶（AAT）和酯酶。AAT 的作用机理是催化酰基 CoA 中的酰基转到相应的醇上，而酯酶的作用主要是水解酯类。醇类物质是酯类合成的前体，认为是酯类合成的限制因子。

（五） 其他合成途径

近几年研究挥发性物质的生物合成途径发现，糖苷及其衍生物也是香气物质的重要前体。芳樟醇和萜烯醇类化合物分别来源于莽草酸和甲瓦龙酸途径，而另一种来源则是糖苷作为前体。研究表明芳樟醇和单萜烯醇类香气，以结合态糖苷形式存在于水果果实、鲜花或茶叶中，在糖苷酶作用下水解形成芳樟醇和单萜烯醇类香气挥发性物质。

二、挥发油化学成分类型

（一） 萜类化合物

萜类化合物是一类由甲戊二羧酸衍生而成，基本碳架具有 2 个或 2 个以上异戊二烯（C_5 单位）结构特征的化合物。萜类化合物在挥发油中所占比例最大，主要是单萜类、倍半萜类及其含氧衍生物。

1. 单萜类

单萜的基本碳架由 10 个碳原子，即 2 个异戊二烯单位构成，是挥发油的主要成分，能随水蒸气蒸馏（单萜苷类不随水蒸气蒸馏），沸点在 140~180℃。单萜化合物大量存在于唇形科、伞形科、樟科及松科的腺体、油室及树脂道内，多具有较强的香气和生物活性，是医药、食品及化妆品工业重要的原料。芳香药物中常见的单萜类化合物见表 3-4。

表 3-4 芳香药物中常见的单萜类化合物

化学结构	常见芳香药物
柠檬烯（环状）	胡萝卜子、柠檬、茴香、姜、薄荷、迷迭香
桂叶烯（非环状）	月桂树叶、快乐鼠尾草、马鞭草
α-蒎烯（二环）	蓝桉树、茴香、薰衣草、松树、迷迭香、茶树

2. 倍半萜类

倍半萜的基本碳架由 15 个碳原子，即 3 个异戊二烯单位构成，多与单萜类共存于挥发油，是挥发油高沸程（250~280℃）的主要组分，在植物界中多以醇、酮、内酯或苷的形式存在。倍半萜具有浓烈香味，与单萜相比，不易被氧化且不易变质，具有一定的抗炎、镇静、抗病毒、解痉等作用，主要分布于香茅、丁香、薰衣草、广藿香等植物，具体见表 3-5。

表 3-5　芳香药物中常见的倍半萜类化合物

化学结构	常见芳香药物
愈创蓝油烃和蓝香油烯	德国和罗马甘菊
杜松油烯	乳香、柠檬、广藿香
麝子油烯	甘菊、香茅、玫瑰花
丁子香烯	丁香、薰衣草
雪松烯	雪松、杜松实

3. 萜类含氧衍生物

萜类含氧衍生物多具有较强的香气和生物活性，是芳香药物中挥发油的主要成分。与单萜和倍半萜相比，不易被氧化且对芳香药物的气味起主导作用，主要包括萜类醇、萜类醛、萜类酚、萜类酯、萜类酮等类型化合物，根据不同的官能团发挥不同的药理作用。

（1）萜类醇　为无毒无刺激性的含有羟基（—OH）基团的萜类化合物，大多具有芳香性，通常无毒、无刺激。具有一定的抗菌、抗病毒激发能量、利尿等作用。但值得注意的是，若口服含醇类精油可能造成肝毒性，且入口有烧灼感，主要分布在佛手柑、尤加利、薰衣草、姜等植物，具体见表 3-6。

表 3-6　芳香药物中常见的萜类醇化合物

化学结构	常见芳香药物
芳樟醇	佛手柑、快乐鼠尾草、薰衣草、芫荽、肉豆蔻、紫檀
香叶醇	佛手柑、芫荽、天竺葵、橙花、玫瑰
香茅醇	香茅、天竺葵、姜、玫瑰
α-萜品醇	尤加利、茉莉
萜品醇	佛手柑、快乐鼠尾草、天竺黄、迷迭香
萜品烯	黑胡椒、丝柏、杜松、马郁兰、茶树
龙脑	芫荽、姜、薰衣草、肉豆蔻、松油、迷迭香、百里香
欧薄荷醇	欧薄荷等唇形科植物
香橙醇	佛手柑、柠檬草、橙花油、橙叶、紫檀

（2）萜类醛　萜类醛为含有醛基（—CHO）的萜类化合物，多具抗菌、镇定、抗炎等作用，有一定的皮肤刺激性。主要存在于姜、甜橙、乳香等植物中，具体见表 3-7。

表 3-7 芳香药物中常见的萜类醛化合物

化学结构	常见芳香药物
柠檬醛	香茅、天竺黄、柠檬
香茅醛	香茅、尤加利、柠檬、柠檬香茅、蜜蜂花
水芹醛	香茅、天竺葵、姜、玫瑰、玫瑰草
α-萜品醇	主要来自树木精油，如尤加利蓝胶、乳香等

（3）萜类酮 萜类酮为含有酮基 $[R_1—（C =O）—R_2]$ 的萜类化合物，具有一定的细胞防御、镇静（小剂量）、免疫促进及抗菌等作用。但值得注意的是，含单萜酮类的挥发油（如胡薄荷、侧柏、艾菊、牛膝草、苦艾、茴香等）由于含有胡薄荷酮、侧柏酮、松樟酮或茴香酮等具有致神经毒性的成分，使用不当可能造成神经毒性，会引起昏迷或头晕呕吐现象，应用时应严格控制在安全剂量范围以下使用。萜类酮广泛存在于侧柏叶、没药、石菖蒲、樟脑、莪术、茴香等植物中，具体见表 3-8。

表 3-8 芳香药物中常见的萜类酮化合物

化学结构	常见芳香药物
侧柏酮	唇萼欧薄荷、鼠尾草、侧柏
欧薄荷酮	欧薄荷
α-鸢尾酮	菖蒲
香根（草）酮	岩兰草
莪术酮	万寿菊
樟脑	没药
茴香酮	樟脑、迷迭香、鼠尾草
长叶欧薄荷酮	唇萼欧薄荷

（4）萜类酯 萜类酯是由酯官能团（—COOCH$_3$）组成的萜类化合物，常带有水果香气，多具有镇静、解痉、抗真菌、抗炎（皮肤）等作用。主要存在于冬青、佛手、罗勒、当归、川芎等植物中，具体见表 3-9。

表 3-9 芳香药物中常见的萜类酯化合物

化学结构	常见芳香药物
醋酸苄酯	茉莉、伊兰
苯甲酸甲酯	伊兰
水杨酸甲酯	冬青、伊兰
乙酸芳樟酯	佛手柑、鼠尾草、茉莉、薰衣草、柠檬、橙花
藁本内酯	鼠尾草、天竺葵、柠檬、玫瑰草
乙酸冰片酯	罗勒、迷迭香、鼠尾草
醋酸欧薄荷	欧薄荷
当归酸和惕各酸酯	罗马甘菊

（5）萜类酚　萜类酚为骨架结构中具有苯环和羟基（—OH）的萜类化合物，具有一定的抗菌、兴奋、免疫刺激等作用，主要分布于牛至、百里香等植物。

（二）芳香族化合物

组成挥发油的芳香族化合物多为小分子的芳香成分，多属于苯丙素类衍生物，具有 C_6-C_3 骨架，一般具有显著的抗菌活性。苯丙烷类衍生物主要存在于肉桂、丁香、茴香、樟脑等植物中。有些是某些挥发油的主要组成成分，如茴香油、小茴香油、八角香油中含 50%~80% 的茴香脑，丁香油中约含 85% 的丁香酚，具体见表 3-10。

表 3-10　芳香药物中常见的苯丙烷类衍生物化合物

化学结构	常见芳香药物
胡椒酚甲醚	茴香、罗勒、龙艾
黄樟醚	樟脑、黄樟
肉豆蔻醚	肉豆蔻
洋芹子油脑	欧芹籽
茴香醚	茴香

（三）脂肪族化合物

一些小分子脂肪族化合物在挥发油中也广泛存在，但含量和作用一般不如萜类和芳香族化合物，如陈皮中的正壬醇、人参挥发油中的人参炔醇、鱼腥草挥发油中的鱼腥草素等，其中尤以脂肪酸类化合物为主。

脂肪酸是脂肪族中含有羧基的一类化合物。在生物体内由乙酰辅酶 A 和丙二酸单酰辅酶 A 合成，以酯的形式存在。脂肪酸类化合物既有广泛的生物活性，又是许多重要生命物质的合成前体，主要存在于植物种子和果实中，如紫苏油、胖大海油等。

（四）其他化合物

除以上三类化合物外，有些成分（如大蒜油、芥子油、川芎嗪及烟碱等）属于有机含硫化合物类或生物碱类成分等，但经过水蒸气蒸馏能分离出挥发性成分，这类化合物虽含量极少但具有强烈气味，在香精中发挥着重要作用。

三、挥发油的理化性质

1. 性状

挥发油常温下大多为无色或淡黄色的透明液体，也有少数具有其他颜色，如艾叶油显蓝绿色、桂皮油呈红棕色。

2. 气味

挥发油气味是挥发油品质优劣的重要标志，多具浓烈的特异性嗅味，有辛辣灼烧感。

3. 形态

挥发油常温下常为液体，部分挥发油在冷却条件下其主要成分常可析出结晶，称"析脑"，这种析出物习称"脑"，如薄荷脑、茴香脑等。滤除析出物的油称为"脱脑油"，如薄荷油脱脑油习称"薄荷素油"，含50%左右的薄荷脑。

4. 挥发性

常温下可自然挥发，如将挥发油涂在纸片上，较长时间放置后，挥发油因挥发而不留油迹，脂肪油则留下永久性油迹，借此二者可相区别。

5. 溶解性

挥发油难溶于水，易溶于各种有机溶剂，如石油醚、乙醚、二硫化碳、油脂等。在高浓度乙醇中能全部溶解，而在低浓度乙醇中只能溶解部分。挥发油在水中能溶解少量而使水溶液具该精油特有的香气，医药上常利用这一性质来制备芳香水与注射剂，如薄荷水、鱼腥草注射液、柴胡注射液等。

6. 物理常数

相对密度、比旋度及折光率等是鉴定挥发油常用的物理常数。挥发油多数比水轻，也有的比水重，相对密度一般在 $0.85 \sim 1.065$。挥发油几乎均有光学活性，比旋度在 $+97° \sim 117°$ 范围内。多具有强的折光性，折光率在 $1.43 \sim 1.61$。精油的沸点一般在 $70 \sim 300℃$。

7. 化学常数

酸值、酯值、皂化值是挥发油常用的重要化学常数，也是衡量其质量的重要指标。

（1）酸值　代表挥发油中游离羧酸和酚类成分含量的指标。以中和 1g 挥发油中游离酸性成分所消耗氢氧化钾的毫克数表示。

（2）酯值　代表挥发油中酯类成分含量的指标。以水解 1g 挥发油中所含酯所需要的氢氧化钾毫克数表示。

（3）皂化值　代表挥发油中所含游离羧酸、酚类成分和结合态酯总量的指标。以中和并皂化 1g 挥发油所含的游离酸性成分与酯类所需氢氧化钾的毫克数表示。实际上皂化值是酸值和酯值之和。

测定挥发油的 pH 值，如呈酸性，表示挥发油中含有游离酸或酚类化合物；如呈碱性，则表示挥发油中含有碱性化合物，如挥发性碱类等。

8. 稳定性

挥发油与空气及光线经常接触会逐渐氧化变质，使挥发油的相对密度增加，颜色变深，失去原有香味，形成树脂样物质，不能随水蒸气蒸馏，因此需装入棕色瓶中密塞并低温保存。

另外，挥发油组成成分常含有双键、醇羟基、醛、酮、酸性基团、内脂等结构，故相应也能与溴及亚硫酸氢钠发生加成反应、与肼类发生缩合反应，并有银镜反应、异羟肟酸铁反应、皂化反应及遇碱成盐反应等。

四、挥发油的安全性问题

挥发油的安全性是指使用过程中或使用后引起的不良反应或严重不良反应的情况，

也称为副作用。挥发油的安全有效是其直接用于临床治疗或作为医药、食品及化妆品工业原料使用的最基本要求。目前，国际日用香料香精协会（IFRA）已公布了约 1000 种日用香料的安全资料；我国也于 2008 年在更新的日用香精国家标准中明确指出了可以应用日用香精的 11 类产品及日用香精中限用的香料，以及在 11 类产品中的最高限量，详见表 3-11。

表 3-11　常用香料在芳香产品中的最高限量

限用香料	芳香产品中最高限量/%
α-戊基肉桂醇	1.6
大茴香醇	0.7
肉桂酸苄酯	2.1
对叔丁基二氢肉桂醛	0.5
对叔丁基-α-甲基氢化肉桂醛	1.9
肉桂醇	1.4
肉桂醛	0.3
柠檬醛	0.6
香茅醇	13.3
丁香酚	2.7
金合欢醇	1.2
香叶醇	5.3
异丁香酚	0.1
α-甲基肉桂醛	1.6
苯乙醛	0.3
香豆素	1.6
香芹酮	1.2
庚炔羧酸甲酯	0.01
辛炔羧酸甲酯	0.002

挥发油中常见的有害物质多为酚类、醛类和酮类化合物，若过量摄取会对人体皮肤、呼吸系统、神经系统造成极大危害，甚至产生中毒现象，因此使用时应注意用药的剂量、纯度、给药途径和药物相互作用。此外值得注意的是，孕妇应避免使用单萜酮类、酚类、醚类挥发油。

挥发油的安全性问题主要包括以下三类：毒性问题、刺激性反应和致敏性反应。

（一）毒性问题

挥发油的毒性与其所含的毒性化学成分密切相关，一般用半数致死量表示，常见的挥发油毒性成分见表 3-12。

表 3-12 常见的挥发油毒性成分

植物名称	毒性成分	半数致死量（g/kg）
芥末	异硫氰酸丙烯酯	0.15
山葵	异硫氰酸丙烯酯	0.15
土荆芥	土荆艾油素	0.25
艾蒿	侧柏酮	0.37
欧薄荷	长叶欧薄荷酮	0.4~0.8
侧柏	侧柏酮	0.83
菖蒲	细辛醚	0.84
苦艾	侧柏酮	0.96
苦杏仁	氢氰酸	0.96
艾菊	侧柏酮	1.15

（二） 刺激性反应

某些挥发油（如肉桂、苦杏仁、香旱芹菜、丁香叶、土荆芥、牛至属等植物挥发油）使用时，会刺激皮肤肥大细胞释放组胺而导致局部炎症反应，这种现象为挥发油的刺激性反应。因此，不管是酚类、醚类、肉桂醛或单萜烯类，只要会对皮肤产生刺激性的挥发油，都一律加植物油稀释后再使用，一般控制剂量在 2% 以下。挥发油的刺激性反应通常表现以下几种症状：①在作用的部位有风团及螫刺感；②大面积的荨麻疹（肿胀、疼痛）；③荨麻疹及对支气管的刺激（哮喘反应）；④荨麻疹及过敏反应。常见的挥发油刺激性成分见表 3-13。

表 3-13 常见的挥发油刺激性成分

化学成分	每日容许摄入量	主要的芳香植物来源
苯甲酸苄酯	0~5.0mg/kg（FAO/WHO, 1994）	晚香玉、香石竹
香茅醇	0~0.5mg/kg（FAO/WHO, 1994）	香茅、水仙、玫瑰
龙蒿脑	尚未规定（FAO/WHO, 1994）	大茴香、小茴香、罗勒、月桂子
香叶醇	0~5.0mg/kg（欧洲理事会）	九里香、大蒜、月桂、芸香草、玫瑰
香芹酮	0~1.0mg/kg（FAO/WHO, 1994）	香芹、莳萝籽、薄荷、茴芹
苯甲醛	0~5.0mg/kg（FAO/WHO, 1994）	苦杏仁、藿香、风信子、依兰
肉桂醛	尚未规定（FAO/WHO, 1994）	肉桂、桂皮、藿香、风信子、玫瑰
柠檬醛	0~0.5mg/kg（FAO/WHO, 1994）	山苍子、柠檬草、柠檬、丁香、罗勒
苯乙醛	尚未规定（FAO/WHO, 1994）	风信子、水仙

（三） 致敏性反应

挥发油最常见的致敏性反应是光敏反应。挥发油光敏反应是指某些含有光毒性化学物质（如佛手内酯、甲氧呋豆素等）的挥发油，使用时由于接触紫外线而引起皮肤变红或加深晒伤程度的不良反应。常见的挥发油致敏性成分多分布于柑橘属果皮类，具体见表 3-14。

表 3-14 常见的挥发油致敏性成分

化学成分	每日容许摄入量	主要的芳香植物来源
N-甲基邻氨基苯甲酸甲酯	0~0.2mg/kg（FAO/WHO，1994）	橘叶、芸香
大茴香醇	1.0mg/kg（欧洲理事会）	茴香、香荚兰
丁香酚	0~2.5mg/kg（FAO/WHO，1994）	丁香、丁香罗勒、月桂、肉桂
异丁香酚	5.0mg/kg（欧洲理事会）	肉豆蔻、依兰
芳樟醇	0~0.5mg/kg（FAO/WHO，1994）	芳樟、伽罗木、玫瑰木、芫荽、香柠檬、香紫苏

第三节　香疗原料的制备

香疗产品原料是制备香疗产品的基础，其质量直接关系到香疗产品的应用效果，并直接影响香疗产品成本的高低和生产者的经济效益，在香疗产品的生产实践中占有重要地位。香疗产品原料的类型主要包括挥发油、浸膏、净油、油树脂、香脂、香膏、纯露、基础油等，由于挥发油是香疗产品的主要原料，故本章节重点介绍挥发油的制备工艺。

一、香疗原料的特点

多样性是香疗原料的突出特点，主要包括以下几方面内容。

（一）来源多样性

香疗产品原料均由中药材经一定处理后而得，中药材 80% 以上来源于植物，具有显著的多样性特征。"一药多基源"现象较为普遍，如砂仁有阳春砂、绿壳砂和海南砂之分。植物来源的多样性常常会影响香疗产品原料的质量，故在选择原料来源时，应确定基源，明确品种，确保源头的可控性。

（二）成分功效多样性

香疗原料成分复杂，一种原料往往包含多种活性成分，而一种活性成分又有多方面的药理作用，如当归油含有藁本内酯、亚油酸等 32 种芳香有机化合物，而其中仅藁本内酯就具有解痉、平喘、镇静、改善微循环、抑菌、提高机体免疫等作用。且中医香疗产品常以复方入药，其所用原料多以配伍形式发挥多成分、多靶点、多作用的特性。

（三）质量影响因素多样性

香疗原料质量的影响因素众多，如芳香药物的产地、品种、入药部位、采收加工、运输、贮藏、提取精制等。同一芳香药物，基源不同，质量差异较大；即使是同一基源，产地、采收季节、入药部位、加工方法、运输贮藏、提取精制不同，其质量亦有区别。如玫瑰应在上午最芳香时采收，而有些植物（如茉莉）则要在夜晚香气最浓时采收。

二、香疗原料的分类

（一）挥发油

挥发油，又称精油，是采用蒸馏、压榨、萃取（浸提）或吸附等物理方法从芳香植物的花、草、叶、枝、皮、根、茎、果实、种子或分泌物中提取出来的具有一定香气和挥发性的油状物质。一般挥发油都是易于流动的透明液体或膏状物，无色、淡黄色或带有特有颜色（黄色、绿色、棕色等）。

（二）浸膏

浸膏是指采用有机溶剂对不含渗出物的芳香植物组织（如花、叶、枝、茎、树皮、根、果实等）经过提取浓缩而得到的膏状物质。在浸膏中除含有精油外，尚含有相当量的植物蜡、色素等杂质，所以在室温下多数浸膏呈深色膏状或蜡状，如茉莉浸膏、桂花浸膏等。

（三）净油

净油是指植物浸膏（或香膏、香树脂、精油）的乙醇抽提物，是天然香料中的高级品种。

（四）油树脂

油树脂是指采用适当的溶剂从辛香料原料中将其香气和口味成分尽可能抽提出来，再将溶剂蒸馏回收，制得的稠状、含有挥发油的树脂性产品。其成分主要包括挥发油、辛辣成分、色素、树脂及一些非挥发性的油脂和多糖类化合物。与挥发油相比，油树脂的香气更丰富，口感更丰满，具有抗菌、抗氧化等功能。油树脂能大大提高香料植物中有效成分的利用率。例如，桂皮直接用于烹调，仅能利用有效成分的 25%，制成油树脂则可达 95% 以上。

（五）纯露

纯露是芳香植物蒸馏所得的冷凝水溶液。纯露中除了含有少量挥发油成分之外，还含有全部植物体内的水溶性物质（如黄酮类、鞣质类等）。

（六）香脂

香脂是指采用吸附法应用精制的动物脂肪或精制的植物油脂吸收芳香类药材中的芳香成分的饱和脂肪或油脂类物质。

（七）　树脂

树脂分为天然树脂和经过加工的树脂。天然树脂是指渗出植株外的萜类化合物因受空气氧化而形成的固态或半固体状态，如黄连木树脂、苏合香树脂、枫香树脂等。经过加工的树脂是指将天然的树脂中的挥发油去除后的制品，例如松树脂经过蒸馏后，除去松节油而制得的松香。

（八）　基础油

基础油是从植物种子、花朵、根茎或果实中萃取的非挥发性油脂，可润滑肌肤，能直接用于肌肤按摩，也是稀释挥发油的最佳基底油。常见的有荷荷巴油、甜杏仁油、葡萄籽油、玫瑰果油、橄榄油等。

三、香疗原料的制备流程

香疗原料的制备流程主要包括药材的采收加工、挥发油的提取与精制、质检、包装与贮藏。

（一）　原料的采收加工

芳香药物的采收加工直接影响香疗原料及产品的质量，是香疗原料制备的重要环节。

1. 芳香药物的采收要点

唐代孙思邈《千金翼方》指出："夫药采取，不知时节，不以阴干曝干，虽有药名，终无药实，故不依时采收，与朽木不殊，虚费人工，卒无裨益。"元代李元恒《用药法象》也说："凡诸草木昆虫，产之有地，根叶花实，采之有时。失其地则性味少异；失其时则气味不全。"由此可见，芳香药物的采收加工、入药部位对香疗原料及产品本身的质量、疗效有直接的影响。

挥发油在植物体存在的部位常随品种不同而各异，有的全株植物含有，有的则集中于根或根茎、叶、花、果实等某一器官。芳香药物采收时应注意以下两点。

（1）同一品种因药用部位、生长环境或采收季节不同，挥发油的含量和品质均有显著差别，如石菖蒲挥发油含量在冬季高于夏季，玫瑰宜在春末夏初花将要开放时采收，杭白菊以花开放程度70%时采收最佳。一般而言，全草类药材以开花前期或含苞待放时含油量最高；根茎类药材适合深秋成熟后采集为宜；茎、叶类药材适合春、夏等生长旺盛时期进行采收；花类药材适合花苞待放时采收；果实类药材适合待成熟时采收；种子类药材为完全成熟时期采收。

（2）同一植物的不同部位，挥发油的含量和功效也不相同，如薄荷、紫苏的叶，荆芥的全草，檀香的树干，桂树的皮，当归的根，茴香的果实，橙皮的果皮，菊花的花，车前子的种子等部位的含油量都较高；丁香枝叶所提取的精油，有显著的止痛功效，但产自花苞的精油却有镇静、促进消化、止痛等更多的功能。

2. 芳香药物的产地加工

芳香药物的产地加工对香疗原料质量的保障具有重要意义。芳香药物采收后要及时加工，采取阴干的方法，去除部分水分，以减少霉变、长菌，提高药材质量。如为保持花类药材（如玫瑰花、旋覆花、金银花、野菊花等）颜色鲜艳，花朵完整，采摘后应置通风处摊开阴干或低温迅速烘干。然而目前大部分的芳香药材产地加工过程处于粗放式管理，产地加工技术与流程缺乏规范化、标准化，导致芳香药物品质和质量批次差异较大，严重影响了香疗原料与产品的质量与疗效。因此，迫切需要制定芳香药物种植、采集、贮存和初加工的技术规范、标准，加强对芳香药物生产流通全过程的质量监督管理，保障芳香药物质量安全。

（二）挥发油的提取

芳香药物挥发油提取方法的选择应根据原料药材的特性、剂型要求和生产实际来确定。常用的提取方法有如下几种。

1. 水蒸气蒸馏法

水蒸气蒸馏法是目前工业大规模生产中普遍采用的方法，系指将含有挥发性成分的药材与水共蒸馏，使挥发性成分随水蒸气一并馏出的一种浸出方法。基本原理：根据道尔顿定律，相互不溶也不起化学作用的液体混合物的蒸汽总压，等于该温度下各组分饱和蒸汽压（即分压）之和。因此尽管各组分本身的沸点高于混合液的沸点，但当分压总和等于大气压时，液体混合物即开始沸腾并被蒸馏出来。因混合液的总压大于任一组分的蒸汽分压，故混合液的沸点要比任一组分液体单独存在时为低。

水蒸气蒸馏法适用于具有挥发性，能随水蒸气蒸馏而不被破坏，与水不发生反应，又难溶或不溶于水的化学成分的浸提、分离，如挥发油的浸提。

水蒸气蒸馏法分为共水蒸馏法（即直接加热法）、通水蒸气蒸馏法及水上蒸馏法3种。为提高馏出液的纯度或浓度，一般需进行重蒸馏，收集重蒸馏液。但蒸馏次数不宜过多，以免挥发油中某些成分氧化或分解。目前有较多学者将传统的蒸馏法与现代新颖的科技相结合，如闪式辅助水蒸气蒸馏法、微波辅助水蒸气蒸馏法等，一方面提高精油提取效率，另一方面缩短提取时间，改善油品质量。

2. 溶剂提取法

溶剂提取法是实际工作中应用最普遍的方法，是利用有机溶剂（如石油醚、CCl_4、乙醚等亲脂性有机溶剂）低沸点的特性在提取罐中连续回流加热，所得提取液在低温下蒸去溶剂即得挥发油粗品的提取方法。此法提取温度低，可以更好保存药物的油品质量，且精油得率更高，但有机溶剂存在环境污染，原料中亲脂性成分也被同时提出，挥发油粗品黏度大、杂质多，还需进一步蒸馏精制。

3. 压榨法

压榨法又称冷压法，是最简单而传统的提取方法，适用于含挥发油较高的新鲜药材，如鲜柠檬、橘、柑等的果皮，一般药材经撕裂粉碎压榨（最好是冷却条件下），将挥发油从植物组织中挤压出来，然后静置分层或用离心机分出油，即得粗品。此品所得的产品不纯，含有水分、叶绿素、黏液质等杂质而呈浑浊状，同时很难将挥发油全部压榨出来，故可再将压榨后的残渣进行水蒸气蒸馏，使挥发油提取完全。压榨法所得挥发油能有效保留植物原有的香气。

4. 超临界流体萃取法

超临界流体萃取法系指利用超临界流体的强溶解特性，对药材成分进行提取和分离的一种方法。SCF 是超过临界温度和临界压力的非凝缩性高密度流体，其性质介于气体和液体之间，既具有与气体接近的黏度及高的扩散系数，又具有与液体相近的密度。在超临界点附近，压力和温度的微小变化都会引起流体密度的很大变化，可有选择地溶解目标成分，而不溶解其他成分，从而达到分离纯化所需成分的目的。

用超临界流体萃取法提取药材中成分时，一般用 CO_2 作萃取剂。操作时首先将原料装入萃取槽，将加压后的超临界 CO_2 送入萃取槽进行萃取，然后在分离槽中通过调节压力、温度、萃取时间、CO_2 流量四个参数，对目标成分进行萃取分离。

超临界流体萃取主要有两类萃取过程：恒温降压过程和恒压升温过程。前者是萃取相经减压后与溶质分离；后者是萃取相经加热实现溶质与溶剂分离。与传统浸提方法如煎煮法、水蒸气蒸馏法相比，超临界 CO_2 萃取法既可避免高温破坏，又无溶剂残留，且将萃取和分离合二为一，可节能降耗。超临界流体萃取适用于亲脂性及分子量小的物质的萃取；对于分子量大、极性强的物质，萃取时需加改性剂及提高萃取压力。

5. 亚临界水提取法

亚临界水提取法是以水作为提取溶剂，保持水温在 100℃ 以上，在临界温度 374℃ 以下的高温中，通过适当的压力使水保持在液体状态的一种新型提取技术。随着温度的变化，水的极性改变，从而选择性地萃取不同极性的成分。亚临界水提取技术具有提取时间短、提取率高、油品质高、环境无污染等优势，是近几年发展迅速的中药精油新型提取方式。

6. 超声辅助提取法

超声辅助提取法是指利用超声波的空化、冲击和振动等效应增强溶质在溶剂中的扩散、迁移和释放的速率，缩短提取时间，加速和增强溶质的提取进程，且超声提取过程温度不高，对热敏性成分破坏不明显。与传统提取方法比较，超声提取具有省时、节能、提取率高等优点。

7. 微波辅助提取法

微波是波长在 1mm～1m 的高频电磁波，因具有很强的穿透力，可用于对物料内外均匀加热，加速细胞破裂，使细胞内容物自由流出。微波辅助提取法是利用微波对中药与适当的混合物进行辐照处理，从而在短时间内提取中药有效成分的一种新的提取方法。微波提取的特点：①利用微波对极性分子的选择性加热从而使其选择性溶出；②提取只需几秒到几分钟，大大降低了提取时间，提高了提取速度；③受溶剂亲和力的限制较小，可供选择的溶剂很多，同时减少溶剂的用量；④应用于大生产，安全可靠，无污染，生产线组成简单，可节省投资。

8. 吸收法

油脂类一般具有吸收挥发油的性质，通常利用此性质提取贵重的挥发油，如玫瑰油、茉莉花油等的提取。吸收法有两种，即冷吸收法和温浸吸收法。吸收挥发油后的油脂可直接供香料工业用，也可加入无水乙醇，减压蒸去乙醇即得挥发油。

（三）　挥发油的精制

从芳香植物提取出来的挥发油通常为混合物，需经分离精制后，才可得单体或纯的挥发油，常用的精制方法如下。

1. 分子蒸馏法

分子蒸馏是一种在高真空下操作的连续蒸馏方法，利用料液中各组分沸点不同、蒸发速率的差异，对液体混合物进行分离的方法。分子蒸馏较普通蒸馏有以下特点：①蒸馏温度极低，在远低于沸点的温度下进行操作，只要存在温度差即可分离；②真空度高，分子蒸馏内部真空度很高，因此物料不易被氧化；③受热时间短，受热液面与冷凝面之间的距离比轻分子的平均自由程小，因此物料中逸出的轻分子未经碰撞即可到达冷凝面，受热时间短，减少受热分解的机会；④分离程度高，能分离常规方法不易分开的物质；⑤纯净安全，分子蒸馏无毒、无害、无污染、无残留。分子蒸馏较普通蒸馏优势突出，但受制于仪器费用昂贵等问题，常用于较高附加值的产品。与传统提取方法比较，具有低温、高效、无污染等优点。

2. 冷冻析晶法

将挥发油于-20℃以下放置使析出结晶，经重结晶可得单体结晶。如薄荷油冷至-10℃，12小时析出第一批粗脑，油再在-20℃冷冻24小时可析出第二批粗脑，粗脑加热熔融，在0℃冷冻即可得较纯的薄荷脑。本方法操作简单，但对某些挥发性单体分离不够完全，且大部分挥发油冷冻后仍不能析出结晶。

（四）　质检

需要对所生产的挥发油、纯露、净油、香膏、基础油等相关芳香产品进行质量检查。所测定的指标主要包含鉴定及测定其性状、色状、香气、相对密度、折光指数、溶混度、酸值、酯值、皂化值、特征指纹图谱、主要成分含量等，以保证所得相关产品的质量。

（五）　包装

产品包装外应注明产品名称、生产厂名和地址、商标、批号、净含量、生产日期和保质期、许可证号及标准编号。顾客如有特殊要求，可与生产厂另订协议。中药精油应装于清洁、无杂味的不锈钢桶内，或按照顾客要求包装。

（六）　贮藏

由于芳香原料具有一定的挥发性，也具有可燃性，因此芳香原料的储藏条件有严格的限制。此外，由于芳香原料中含有大量不饱和分子，放置过程中易发生氧化，导致黏度、气味、色泽改变，因此需要严格控制其存储方法。芳香类原料贮藏条件应注意以下几点：①降低其与空气接触，密封保存；②贮存容器必须不能与产品发生反应，选用惰性材料包装；③避光或用棕色玻璃瓶保存；④低温保存；⑤防潮；⑥防霉变。

第四节　香疗产品的类型与制备

芳香药材不能直接用于患者，需要制成适宜的剂型才能发挥疗效。香疗产品的剂型多样，分类方法众多。按物态分类，分为液体、半固体、固体和气体等类型，这种分类方法由于物态相同，制备方法有相似之处，在制备、贮藏和运输上有一定的指导意义；按使用途径可分为皮肤外用、口服、鼻腔吸入等类型，这类分类方法与实际使用结合得比较紧密。本教材按照物态对香疗产品进行分类。

香疗产品剂型选择的依据应考虑以下几方面：一是需根据治疗、保健、美容等需求来选择；二是需根据使用方法来选择；三是需根据使用、携带、生产、运输、贮藏等五方面来选择；四是需根据人们心理和生理等方面的需求来选择。

一、液体形态

（一）精油

精油系指从芳香中药或植物的花、叶、茎、根或果实中，通过水蒸气蒸馏法、压榨法、冷浸法或溶剂提取法等方法提炼萃取出的液体形态挥发性芳香物质。精油分为单方精油、稀释精油和复方精油。可作为最终产品，也可作为其他形态产品的中间体。

单方精油是从一种植物的整株或某一个部位萃取而得的精华成分，是纯度极高的精油。单方精油通常以该植物的名字来命名，如玫瑰精油、薰衣草精油、茶树精油等。单方精油因植物萃取较低，所以成本极高，售价通常也较高。值得注意的是，单方精油因纯度比较高，直接使用会灼伤皮肤，除少数几种单方精油（如薰衣草精油、茶树精油等）可以直接使用，大多数需经过基础油（如霍霍巴油、杏仁油等）稀释或制成一定剂型才能直接应用于人体。这种经基础油稀释后的精油，目前业内称为复方精油，但本教材将其定义为稀释精油。本教材所指复方精油是指由两种或两种以上中药或植物单方精油根据中医药理论配伍混合而成。复方精油更能充分体现中医香疗的特色与优势。

精油的制备方法有水蒸气蒸馏法、压榨法、冷浸法、溶剂提取法，以及超临界流体萃取等，见第三节叙述。大多数精油具有光敏性和强挥发性，因此通常需用深色密封的容器贮存。

例　当归精油

【制法】将伞形科当归 *Angelica sinensis*（*Oliv.*）Diels 的干燥根，采用有机溶剂萃取、水蒸气蒸馏或超临界 CO_2 萃取而得的棕色澄明油状液体，具有当归的特异浓烈气味，主要成分为当归酮、正丁烯酰内酯、藁本内酯等。

【应用】当归是生血、活血之要药。用作妇科主药，还用于治疗缺血性脑中风、老年舞蹈症、心律失常、血栓闭塞性脉管炎、脑动脉硬化、高血压、偏头痛、肝癌、急性肾炎等。当归精油可抑制酪氨酸酶形成黑色素，对黄褐斑等色素性皮肤病有较好的作用。当归精油能抑制子宫平滑肌收缩，有抗血小板凝集和抗血栓作用，能促进血红蛋白及红细胞的生成，有抗心肌缺血和扩张血管作用。当归精油可用于医药原料、药膳食品、日化产品等领域。

（二） 露剂

露剂又称药露，系指含挥发性成分的药材用水蒸气蒸馏法，使药物挥发性成分随水蒸气馏出，收集馏出液而得到的芳香水剂。可供内服或外用。如金银花露。

露剂的制备：①药材处理后，加水浸泡；②水蒸气蒸馏，收集馏液；③加适量的防腐剂，调节 pH 值；④分装、灭菌。

例　金银花露

【制法】由金银花 Lonicera japonica 经水蒸气蒸馏制得的无色透明的液体，气味芳香，为暑湿类非处方药。

【应用】清热解毒，用于小儿痱毒，暑热口渴。

（三） 汤剂

汤剂是将芳香中药或植物以水为溶剂，采用煎煮等加热的方法制得的液体制剂。制备方法有以纯汤为剂法，不加其他药物，以纯汤直接为剂；煎煮法，是将药材加适量的水或直接将液体药物加热煮沸制备汤剂的方法；泡法，是将药材经过沸水浸泡提汁的方法；重汤法，是将药材加水以隔水加热制备汤剂的方法；或采用复合法，即以两种或两种以上的手段制备汤剂的方法。

例　沉香降气汤

【处方】香附（炒，去毛），沉香，缩砂仁，甘草（炙）。

【制法与应用】上为细末，每服一钱，加盐少许，凌旦雾露，空心沸汤点服。开胃消痰，散壅思食。

（四） 浴洗剂

1. 洗剂

洗剂系指将芳香中药或植物精油制成供洗涤身体某部位治疗疾患的液体制剂。可将新鲜芳香中药或植物直接捣汁使用；或通过浸渍法、煎煮法、淋制法、泡制法、蒸制法制得芳香中药或植物的药汁或精油，用适宜的溶剂配制成液体制剂使用；或先将芳香中药或植物细粉制丸后，临用时加水溶化后使用。该剂型常用于局部抹洗、擦洗患处。

2. 淋剂

淋剂系指将芳香中药或植物精油制成专供冲淋用的液体制剂。可采用煎煮法、淋制法、溶解法制得药汁；或将药物以水溶化，制成溶液或混悬液而得。该剂型使用常是以药液从上向下冲洗患处。

（五） 浸渍剂

浸渍剂系指将芳香药物或芳香精油制成专供浸渍患处用的液体制剂。可将新鲜芳香中药或植物直接捣汁使用；或采用煎煮法将药材加适量的溶剂加热煮沸制备而得。混合法可分为灸-煎法、浸渍-煎煮法、磨-煎法等。该剂型的使用是将患疾部位浸渍在药液中。

（六） 含漱剂

含漱剂系指芳香药物或芳香精油制成专供口腔含漱用的液体制剂。可采用煎煮法将药材加适量的溶剂或直接将液体药物（汁）加热煮沸制备含漱剂；或采用浸渍法将药材加入适量的溶剂中在常温下浸泡，使药材成分溶出制备而得；或采用泡烫法将药材经过沸水浸泡取汁制得。含漱剂需要在口腔内停留、荡涤后吐出来，主要起清洁或治疗口腔黏膜、牙齿、舌部及咽喉疾病作用。

例　风火牙痛方

【处方】露蜂房，野菊花，薄荷叶，香白芷，川花椒。

【制法与应用】将上药以清水 300mL 煎至剩汁约 200mL 时过滤，待微温后取适量含漱，每隔 1 小时 1 次。本品祛风清热，主治风火牙痛。

（七） 滴鼻剂和洗鼻剂

滴鼻剂和洗鼻剂系指将芳香药物或芳香精油制成专供鼻腔点滴给药的液体制剂。洗鼻剂系指专供鼻部洗用的液体制剂。常以溶媒煎煮药物取汁而成。

（八） 酊剂

酊剂亦称为乙醇溶液，是以乙醇为溶剂，在室温和加热条件下，以规定浓度的乙醇提取或溶解浸提植物原料、天然树脂或动物分泌物所得的澄清液体制剂。例如颠茄酊、橙皮酊、麝香酊等。

二、半固体剂型

（一） 泥敷剂

泥敷剂系指将水溶性高分子增稠剂，高岭土等赋形剂，甘油等保湿剂，加入药物或精油和水配制而成的泥状外用药剂。泥敷剂常用于皮肤的局部消炎和镇痛。

（二） 香膏剂

香膏剂系芳香精油采用适宜的基质制成的半固体剂型。根据使用部位的不同可分为鼻用膏、耳用膏、脐用软膏剂。鼻用膏和耳用膏系指专供鼻部给药和耳用的软膏。脐用软膏剂系指专供脐部给药的软膏剂。常以亲水性物质为基质，调和药末制成，多涂布或外敷于脐部。

（三） 涂剂

涂剂系指芳香精油采用适宜的方法制成专供涂布于皮肤或创口的半流体或近似固体的外用制剂。可采用新鲜芳香药物直接捣汁使用；或采用煎煮法将药材加适量的溶剂或直接将液体药物（汁）加热煮沸制备而得；或采用调合法将药物粉碎成为药粉，加入适宜基质制成；或采用捣合法将药物和基质共捣制成。

例 香膏方

【处方】白芷，川芎，通草，当归，细辛，薰衣草，辛夷仁。

【制法与应用】上七味，以苦酒渍一宿，煎三上三下，以白芷色黄膏成，去滓。绵展取枣核大，纳鼻中，一日三次。

三、固体剂型

（一） 散剂

散剂指一种或数种芳香中药或植物经粉碎、混匀而制成，或将植物精油与适宜辅料混匀制成的粉末状制剂。原药散系指不加入任何辅料，直接将芳香中药或植物粉碎制成的散剂。

1. 香粉

在中国古代，香粉又称"末香"，为粉末状的香。古代香粉是用粟米磨成粉，最后再加上各种香料制成，由于粟米本身含有一定的黏性，所以用它敷面，不容易脱落。现代香粉是指用于粉饰面颊的化妆品，有粉状、块状和液状。高级香粉盒内附有彩色丝绒粉扑，花色香粉粉盒内附有小盒胭脂和胭脂扑。

例 乳香散

【处方】松节，乳香。

【制法与应用】将上药料置于银器内，慢火炒焦，研细。每次 3~6g，用热木瓜酒服下。可治脚转筋，疼痛挛急。

2. 烟散

烟散系指采用适宜的方法，收集芳香药物燃烧时产生的烟或烟煤而制成的散剂。

烟散的制法有：①覆碗取烟法：将药物烧起烟，用碗或香油碗覆之，候烟尽，刮碗上烟煤。②烧取烟煤法：将药物燃烧，取其烟或烟煤。

例 艾

【制法】取艾烧烟起，用碗覆之，候烟尽，碗上刮煤下。

【应用】用于火眼肿痛。以温水调化洗眼即可，加入黄连尤佳。

3. 嗜（嗅）鼻散、搐鼻散、吹鼻散

吹鼻疗法是将药物研为细末，以小竹管或小纸管、喷药器把药粉吹入鼻内，经鼻黏膜吸收而治疗疾病的一种方法。早在汉代张仲景《伤寒杂病论》即载有吹鼻救猝死。晋代葛洪《肘后备急方》已有吹鼻与吹鼻取嚏之分。明代李时珍《本草纲目》、清代吴尚先《理瀹骈文》、陆以湉《万病验方大全》等均收录了许多颇有疗效的吹鼻验方。

嗜（嗅）鼻散常将芳香开窍、祛风散瘀、清热解毒等的药物制成粉末，通过患者主动吸入、呼气，反复呼吸，以达到治疗目的。搐鼻散是将芳香药物研为细末，取少许吹入鼻孔、催嚏，从而达到开窍目的的一种鼻用散剂，用于急救者尤多。吸鼻散主要是药物通过黏膜吸收，不一定催嚏。

例　头痛嗜鼻散

【处方】白芷，冰片。

【制法与应用】上药两味，先将白芷研细，再入冰片研细和匀，以极细为度，瓷瓶收贮。每用少许嗜鼻。左痛嗜左，右痛嗜右，1 日 2~3 次。用于偏头痛、神经血管性头痛发作、风痰上扰及血瘀头痛均可。

4. 脐用散剂

脐用散剂是将芳香中药或植物制成用于脐部的散剂。

（二）丸剂

丸剂系指将芳香中药或植物与适宜的辅料混合，或仅以芳香中药或植物制成圆球形或椭圆形固体制剂。辅料主要有糖类（蜂蜜、饴糖、红糖、白砂糖）、糊类（面糊、糯米糊、粳米糊、糕糊、醋糊、酒糊、姜汁糊、乳香水糊）、蜡类（蜂蜡）、油脂类（香油、枫子油、豚脂）、水性类（水、药汁、醋、酒等）。常采用塑制法制丸，并采用生揉、煎煮、熬炼、熔融、包埋、筐排、绵裹等法制备。

例　苏合香丸

【处方】苏合香，安息香末，白术，香附子，青木香，白檀香，沉香，丁香，麝香，荜茇，柯子（煨、去核），朱砂，乌犀角（镑），龙脑，乳香。

【制法与应用】安息香末，以无灰酒熬成膏，入苏合香内，其余诸药研合为末，以香膏加炼蜜和成剂，蜡纸包收。制得赭色的大蜜丸；气芳香，味微苦、辛。芳香开窍，行气止痛。用于痰迷心窍所致的痰厥昏迷、中风偏瘫、肢体不利，以及中暑、心胃气痛。口服，1 次 1 丸，1 日 1~2 次。

（三）香饼

香饼是指将香料制成的饼状制剂。将过筛后草木灰细粉和蜀葵的叶子或花捣碎，混匀，再加入少许糊状辅料，捏成饼状。可佩戴，亦可燃烧。

（四）香熨剂

香熨剂系指将芳香性药物采用适当的方法加热，专供熨治患部或穴位的外用制剂。

制备方法：①将原药直接加热为剂；②将药物为末，袋裹后加热或加热后囊裹为剂；③将液体药物加热后器盛为剂或用布绵吸附温热液体药物为剂；④将药物制成适宜的形式，敷贴于患部或穴位后，直接加热或隔物加热施治。

（五） 灸剂

灸剂系指将药物加液体辅料置容器中拌炒制成的固体制剂。常用辅料有蜜（以炼蜜入药）、油（青油、麻油、羊脂油）、盐。

四、气体剂型

（一） 气雾剂

气雾剂系指含药乳液或混悬液与适宜的抛射剂共同装封于具有特制阀门系统的耐压容器中，使用时借助抛射剂的压力将内容物呈雾状物喷出，用于肺部吸入或直接喷至腔道黏膜、皮肤及空间消毒的制剂。

（二） 喷雾剂

喷雾剂系指用压缩空气或惰性气体作动力，以非金属喷雾器将药液喷出的剂型。

（三） 烟熏剂、蒸熏剂、香熏剂

1. 烟熏剂、蒸熏剂

烟熏剂系指将药物燃烧产烟熏治疾病的气溶胶类制剂。一般以药物直接燃烧或将药物粉碎为末后燃烧起烟。不易燃烧的药物加入易燃物质帮助燃烧；油性或粉末状药物以纸衬着或包裹着燃烧，以烟熏患处或环境。

蒸熏剂系指以药物和溶媒加热后产生的蒸气熏疗疾病的气溶胶类制剂。制备方法有：①煎煮法：将药物以不同溶媒煎煮产生蒸气熏治疾病的方法。②蒸制法：将药物以水蒸产气为剂的方法。③泡制法：将药物泡沸水中取雾气为剂的方法。④淬制法：将药液浇淋烧赤的金石上使之产生蒸气为剂的方法。⑤沃制法：将药物放入热坑中以液体辅料（如酒）沃之产气为剂的方法。

2. 香熏剂

香熏系指用香熏器具使香疗产品经由呼吸系统传达功效的芳香疗法。用于香熏的香疗产品就称为香熏剂。

例《备急千金要方》熏衣香

【处方】鸡骨煎香，零陵香，丁香，青桂皮，青木香，枫香，郁金香，熏陆香，甲香，苏合香，甘松香，沉水香，雀头香，藿香，白檀香，安息香，艾纳香，麝香。

【制法】上十八味末之，蜜二升半煮，肥枣四十枚，令烂熟，以手痛揉，令烂如粥，以生布绞去滓，用和香，干湿如捋，捣五百杵，成丸，密封七日乃用之，以微火烧之，以盆水纳笼下，以杀火气，不尔，必有焦气也。

【应用】香丸熏烧。

五、其他剂型

（一）沐浴剂

沐浴剂系指将芳香中药、植物或精油以适宜的表面活性剂和调理剂制成用于洗涤清洁人体皮肤的个人护理制剂。它利用药液及药液的热气来祛病健身。可制成液体、膏状半固体或固体剂型。

（二）燃灯剂

燃灯剂系指将药物以油灯等形式点燃防治疾病的一种制剂。将油类药物放入油灯内为燃油，以灯芯点燃后，以光照或烟熏患处，常用于外科疾病。

（三）佩剂、系剂等

1. 佩剂

佩剂系指专供佩戴用的药剂。一般采用原药直接佩带或令药物为粉末盛后为剂。

例　梅花香

【处方】丁香，藿香，甘松，檀香，丁皮，牡丹皮，零陵香，辛夷，龙脑。

【制法与应用】以上原料研成粉末，用如常法制香，进行佩戴。

例　衣香

【处方】零陵香，甘松，檀香，丁香皮，辛夷，茴香。

【制法与应用】将以上原料捣制成粉末，炒制，加入少许龙脑，储藏于香囊中，佩戴。

2. 系剂

系剂系指将药物袋裹或直接系于身体某部位的外用药剂。《本草纲目》中的系剂按类型可分为原药系剂和裹药系剂。原药系剂是将原药不经加工直接系用的制剂。裹药系剂是将药物制成丸或散后，袋裹后系用的制剂。

3. 枕剂

枕剂系指将药物制成枕型或专供枕用的外用制剂。制备方法有：

（1）直接为剂法　一般是将采集的原药材净选后为剂，或将净洗后的药材干燥为剂。

（2）为末供枕法　将药物为末（片）后，直接供枕用的方法。本法制备的枕剂多没有固定的形状，主要为器物及全草类药材。

（3）袋裹供枕法　将药物袋裹制成枕形供枕用的方法。

例　世庙枕顶香

【处方】栈香，檀香，藿香，沉香，丁香，白芷，锦纹大黄，茅山苍术，桂皮，大附子，辽细辛，排草，广零陵香，排草须，干松，山奈，金颜香，黑香，辛夷，龙脑，安息香，茴香，麝香，龙涎。

【制法与应用】以上原料研成粉末，用白及糊调和，加入血竭五钱，杵捣千下，印制成枕顶式样，阴干后制成枕。

4. 席剂

席剂系指将药物铺在席上或席下，专供卧用给药的外用制剂。一般将药物铺于席上或席下，或将药物铺成"席"供卧用。

5. 衣剂

衣剂系指将药物涂于衣上而制成的外用药剂。

例　梅真香陈氏香谱

【处方】零陵香叶半两，甘松半两，白檀香半两，丁香半两，白梅末半两，脑麝少许。

【制法与应用】将以上原料研成细末，洒在衣服上。

6. 护膝剂

护膝剂系指采用适当的方法，将药物制成护膝，专供膝关节给药的外用制剂。

制备方法：①直接将药物制成护膝，采用这种方式制成护膝的药物，一般为质地柔软的药材；②先令药物为粉末，再将药末置于护膝内而制成护膝，采用这种方式制成护膝的药物，多为质地坚硬的药材。

7. 悬挂剂

悬挂剂系指将药物袋裹或直接悬系户口、帐中或其他地方而间接施治的药剂，主要为原药直接为剂或将药物袋裹成剂。

第五节　香疗产品的质量控制

香疗产品的质量问题关系到中医香疗用药的有效和安全。近年来，随着分析技术与方法的不断进步，香疗产品的质量标准有了较大发展和提高，但与国外相比，仍有许多差距。因此，立足国际标准要求，加强技术方法创新，健全完善具有整体性、科学性和实用性的现代中医香疗标准方法学体系，研究制定一批国际、国内认可的国际标准、国家标准、行业标准，是推动中医香疗国际化的重要内容。香疗产品标准的制定主要包括以下几方面内容。

一、制定原则

确保芳香药物品质最好的方法就是从信誉好的供货商处购买。一个信誉好的供货商所提供的产品应具有以下几方面资料：标明常用名；标明植物学名；标明来源；标明批号；标明生产日期或保质期；如果需要，标明其纯度鉴定。但由于目前市场上精油掺假较严重，需要用可靠的质量标准对精油的质量进行控制及鉴定。因此芳香药物的质量标准需遵循以下原则。

1. 必须坚持质量第一，充分体现"实用有效，技术先进，经济合理"的原则，并要尽可能采用先进标准，使精油标准能起到推动提高质量、保证择优发展和促进对外贸易的作用。

2. 要从生产、流通、使用的各个环节去考察影响芳香药物质量的因素，有针对性地规定检测项目，切实加强对芳香药物内在质量的控制。

3. 检验方法的选择，应根据"准确、灵敏、简便、快速"的原则，强调方法的适用性，并注意吸收国内科研成果和国外先进经验；既要考虑当前国内实际条件，又要反映新技术的应用和发展，进一步完善和提高检测水平。

4. 标准中限度的规定，应密切结合实际，要保证精油在生产、贮存、销售和使用过程中的质量，并可能全面符合规定；在制定芳香药物质量标准过程中，对一些细节有具体的规定。

二、检测程序

1. 由生产厂质量检验部门负责检验，生产厂应保证出厂产品均符合相关标准的要求，每批出厂产品均应附有质量合格证书。色状、香气、相对密度、折光指数、特征组分含量为出厂检验项目，而旋光度、溶混度、酸值为形式检验项目，每季度检验一次。

2. 抽样方法：每批的包装单位 1~2 个，全抽；3~100 个，抽取 2 个；100 个以上，增加部分再抽取 3%。用取样器从每个包装单位中均匀抽取试样 50 ~100mL，将所抽取的试样全部置于混样器内充分混匀，分别装入两个清洁、干燥、密封的惰性容器中，避光保存。容器上贴标签，注明生产厂名、产品名称、生产日期、批号、数量及取样日期。一瓶作为检验用，另一瓶留存备查。

3. 如验收结果中有一项指标不符合标准要求时，应重新加倍抽取试样复查。如复查结果仍有指标不合格，则该批产品不能验收。

三、质量检查方法

（一） 精油的质量检查方法

1. 外观性状

外观、色泽、嗅、味等为一般性状，应予以考察，并应注意在贮藏期内是否发生变化，如有变化，应如实描述，如遇光变色、氧化、挥发等情况。

（1）色状的检定　将试样置于比色管内，用目测法观察。

（2）香气的评定　参照国家标准 GB/T 14454.2 的规定对其味道进行评价。

2. 理化参数

（1）相对密度　相对密度可反映物质的纯度，精油的相对密度为一个范围。若纯度不够，其相对密度的测定值会随着纯度的变化而改变。参照《中国药典》（2020 年版）或国家标准 GB/T 11540 项下的规定采用比重瓶法测定产品的相对密度。

（2）比旋度　旋光度或比旋度是反映具光学活性精油的固有特性及其纯度的指标，按《中国药典》（2020 年版）或国家标准 GB/T 14454.5 项下规定进行检测。

（3）折光率　光线自一种透明介质进入另一种透明介质时，两种介质密度不同，光的进行速度发生变化，即发生折射现象，遵从折射定律。对于液体药品，尤其是植物油，检查药品的纯杂程度，测定溶液的浓度。按《中国药典》（2020 年版）或国家标准 GB/T 14454.4 的规定进行检测。

（4）黏度　黏度系指流体对流动产生阻抗能力的性质。可以检测芳香药物的黏度值，检测方法参照《中国药典》（2020 年版）黏度测定法进行检测。

（5）混溶度　参照国家标准 GB/T 14455.3 项下规定，测定精油在乙醇中的混溶度。

（6）酸值　参照国家标准 GB/T 14455.5 项下规定，测定精油中的酸值。

3. 含量测定

（1）仪器　①色谱仪、记录仪和积分仪参照《中国药典》（2020 年版）或国家标准 GB/T 11538-2006 中第 5 章规定；②毛细管柱；③氢火焰离子化检测器；④气相色谱-质谱/质谱（GC-MS/MS）仪：配有电子轰击电离源，参照《中国药典》（2020 年版）或国家标准 GB/T 29669-2-13 第 5.1 中的规定。

（2）测定方法

用气相色谱面积归一化法：参照《中国药典》（2020 年版）或国家标准 GB/T 11538-2006 中 10.4 指定方法测定精油的指纹图谱，并测定各主要成分的含量。

用气相色谱-质谱/质谱仪外标法：参照国家标准 GB/T 29669-2-13 中第 6.4 的方法，用多反应监测（MRM）定量离子对，对主要成分进行精确定量分析。

（3）重复性及结果表示　按 GB/T 11538-2006 中 11.4 规定进行，应符合要求。

（二）露剂的质量检查方法

露剂在生产与贮藏期间应符合下列有关规定。

1. 饮片加水浸泡一定时间后，用水蒸气蒸馏，收集的蒸馏液应及时盛装在灭菌的洁净干燥容器中。

2. 收集蒸馏液、灌封均应在要求的洁净度环境中进行。

3. 根据需要可加入适宜的抑菌剂和矫味剂，其品种与用量应符合国家标准的有关规定。除另有规定外，加入抑菌剂的露剂在制剂确定处方时，该处方的抑菌效力应符合抑菌效力检查法（《中国药典》2020 年版）规定。

4. 露剂应澄清，不得有异物、酸败等变质现象。

5. 一般应检查 pH 值。

6. 除另有规定外，露剂应密封，置阴凉处贮存。除另有规定外，露剂应进行以下相应检查。

（1）装置　照最低装量检查法（《中国药典》2020 年版）检查，应符合规定。

（2）微生物限度　照非无菌产品微生物限度检查：微生物计数法（《中国药典》2020 年版）和控制菌检查法（《中国药典》2020 年版）及非无菌药品微生物限度标准（《中国药典》2020 年版）检查，应符合规定。

四、质量标准案例

例 八角茴香油质量标准

八角茴香油　Bajiaohuixiang You　STAR ANISE OIL

本品为木兰科植物八角茴香 *Illicium verum* Hook. f. 的新鲜枝叶或成熟果实经水蒸气蒸馏提取的挥发油。

【性状】本品为无色或淡黄色的澄清液体；气味与八角茴香类似。冷时常发生浑浊或析出结晶，加温后又澄清。

本品在90%乙醇中易溶。

相对密度在25°C时应为0.975~0.988（《中国药典》2020年版）。

凝点应不低于15°C（《中国药典》2020年版）。

旋光度：取本品，依法测定（《中国药典》2020年版），旋光度为-2°~+1°。

折光率应为1.553~1.560（《中国药典》2020年版）。

【检查】

乙醇中不溶物：取本品1mL，加90%乙醇3mL，应溶解成澄清液体。

重金属：取本品2.0g，依法检查（《中国药典》2020年版），不得过5mg/kg。

【含量测定】照气相色谱法（《中国药典》2020年版）测定。

色谱条件与系统适用性试验：以聚乙二醇20000（PEG-20M）为固定相的毛细管柱（内径为0.53mm，柱长为30m，膜厚度为1mm）；柱温为程序升温：初始温度为70°C，保持3分钟，以每分钟5°C的速率升温至200°C，保持5分钟；分流进样，分流比为10∶1。理论板数按环己酮峰计算应不低于50000。

校正因子测定：取环己酮适量，精密称定，加乙酸乙酯制成每1mL含50mg的溶液，作为内标溶液。另取反式茴香脑对照品60mg，精密称定，置50mL量瓶中，精密加入内标溶液1mL，加乙酸乙酯至刻度，摇匀，吸取1μL，注入气相色谱仪，测定，计算校正因子。

测定法：取本品约50mg，精密称定，置50mL量瓶中，精密加入内标溶液1mL，加乙酸乙酯至刻度，摇匀，作为供试品溶液。吸取1μL，注入气相色谱仪，测定，即得。

本品含反式茴香脑（$C_{10}H_{12}O$）不得少于80.0%。

【贮藏】遮光，密封，置阴凉处。

第六节　调香技术

调香技术是指将两种或两种以上的香料调配成令人愉悦、在一定范围内可以使用的、更有价值的混合物的一种技术。香品通常是由多种香料调配而来。不同的香料，其香型和功效也存在差异。经过调香之后，一来可以增强功效，二来能够创造出令人愉悦的香型，创造出更丰富的香品。

一、调香初学者需掌握的基本知识

调香初学者在进行正式的调香之前必须要掌握相关的基础知识。首先要掌握各种香原料的物理及化学性质、毒性管理要求和市场供应情况，使所配出来的香精安全、适用、低廉；并且应不断训练嗅觉，提高辨香能力，能够辨别各种香料的香气特征，评定其品质等级；其次运用辨香知识，掌握各种香型配方格局，提高仿香能力，能应用各种香料按照适当比例模仿天然或者加香产品的香气，进行香精的模仿配制；最后，在前期的基础上，不断加强文化艺术修养，在实践中丰富想象能力，设计新颖的香品。

二、香品的香型、香韵及香气特征

香型是用来描述某种香精或者香制品的整体香气类型或者格调的，如某某的香气属于花香型、果香型、茉莉香型、东方香型、古龙香型等。

香韵是用来描述某一香料、香精或加香制品的香气中带有某种香气韵调而不是整体香气特征，如玫瑰香韵、茉莉香韵、动物香韵、木香香韵、甜韵、果香韵等。

香气是指每种香料的独特的气味特征，通常是令人感到愉快舒适的气息总称，是人的嗅觉器官所能感知的。其中芳香中药的香气类型一般都是特殊的药香型，而精油香气特征更加丰富。

根据精油的香气特征，大体可分为以下香气类型，见表 3-15。

表 3-15　常见的香料香气

香型	代表香料
柑橘型	陈皮精油、柠檬精油、甜橙精油、葡萄柚精油、莱姆精油、橘精油、橙精油等
花香型	玫瑰精油、茉莉精油、薰衣草精油、橙花精油、蜡菊精油、天竺葵精油、洋甘菊精油、依兰精油等
香草型	薄荷精油、当归精油、荆芥精油、香薷精油、柴胡精油、紫苏精油、迷迭香精油、马郁兰精油、石菖蒲精油、百里香精油、茶树精油、罗勒精油、留兰香精油等
辛香型	花椒精油、小茴香精油、姜精油、肉豆蔻精油、黑胡椒精油、豆蔻精油、肉桂精油、丁香精油、葛缕子精油等
树脂型	乳香精油、没药精油、松香精油、安息香精油、榄香脂精油、愈创木精油等
木质型	檀香精油、雪松精油、丝柏精油、桉精油、白千层精油、香桃木精油、杜松精油、松精油等
药香型	当归精油、川芎精油、白芷精油、苍术精油、羌活精油、独活精油等

三、香品的调配方法

应用不同类型的香料，可以相互调制出品种多样的香品。调配出一种能让人接受的平衡香味是很重要的。香品的调配依据地域的习惯，通常分为西方的音符调香和东方的配伍调香两种方法。

主香剂是调配香精的基本原料，代表香精的主要香气和真实韵调的原料组合，也是香精配方的主体成分。

和合剂是与主香剂韵属的协助、调和香料，它的作用是使香精的得气更加明快、突出，增加人们的舒服和喜爱感，可调和主香剂不足之处，使香精的香气更加完美。

修饰剂是与主香剂不同韵调的修饰性香料，在配方中起修饰作用，可使其香气变得清新、优雅，并可使调配的香精的香气别具风韵。

定香剂不易挥发，能够抑制其他易挥发香料的挥发度，使其挥发减慢，并使香精的香气保持扩散、挥发均匀，是留香持久的香料和一些原料的组合。

辅助剂（非香料）能适当地把香气强度大的及对固体香料、香树脂等作为溶解和稀释作用，其本身应无气味、稳定、安全而且价格低廉。

（一）香气音符调香

19 世纪的香水调配者 Septimus Piesse，首次使用了"音符"一词，用"音符"的概念来调配香气，将调香比喻为作曲。1931 年，一位叫作阿尔姆的调香师又根据香料的持久程度排列，把香气分为三层，即头香、体香（中香）、基香（尾香），又称高中低音符。

香气音符即一种精油的蒸发率取决于其化学成分的挥发性，不同的化学成分具有不同的蒸发率，在蒸发过程中气味特征和强度都在变化。例如，柠檬油富含单萜，单萜蒸发得非常快，而氧化物成分蒸发得很慢，这些氧化成分具有很浓的香气，所以在精油的气味变得不能感知之前会有很明显的香气。

高、中、低音符由精油的挥发度的不同，在试香纸上进行分类。

1. 高音符：也称头香，通常指挥发度强的精油。

2. 中音符：也称体香，通常指中等挥发度的精油。

3. 低音符：也称尾香，通常指挥发度弱的精油。尾香通常是个很好的包含物，它可以作为一个固定剂。

代表各种挥发度的常见精油如表 3-16 所示。

表 3-16　代表各种挥发度的常见精油

音符分类	代表精油
高音符	姜精油、佛手柑精油、薄荷精油、茴香精油、甜橙精油、葡萄柚精油、薰衣草精油、罗勒精油、百里香精油等
中音符	肉桂精油、乳香精油、玫瑰精油、茉莉精油、洋甘菊精油、迷迭香精油、马郁兰精油、快乐鼠尾草精油、茶树精油、迷迭香精油等
低音符	檀香精油、沉香精油、安息香精油、黑胡椒精油、丝柏精油、广藿香精油、岩兰草精油等

西方人在进行精油调配的时候常常应用高、中、低音符的调配方法。在精油调配的时候，依据个人的喜好，可以单用一种精油；根据香气特征，也可以在同一类型精油中选择而进行组配，也可以与相邻类型精油组配使用。同时，精油产品调配的时候要将香味的基调牢记在心，最好能包括头香、体香和尾香，但这也并不是绝对必要的。

调香师可以在恒定的环境中（特别是温度和相对湿度的恒定）用闻试纸的方法来对精油的挥发性进行检测。此方法也可以用来测试精油在挥发时其气味特点和强度的变化。

（二） 配伍调香

中药的配伍讲究四气五味、升降沉浮、归经、毒性。东方香品的调配也同样遵循中医药的基本原理。首先可根据中医基础理论中五气原则对香品进行调配。古人在香品的制作中，首先要综合考虑该香的用途、香型、品味等因素，再根据这些要求选择香料，最后按中医的基本理论进行配伍。

例如，对于甲子、甲午年日常所用之香，按五运六气智力推算，是年为土运太过之年，少阴军火司天，阳明燥金在泉；从利人体身心运化的角度看，宜用沉香主之，即沉香为君，少用燥气较大的檀香；再辅以片脑、大黄、丁香、菖蒲等以调和香料之性，从而达到天地合而益于人。再如，《灵虚香》在制作上要求甲子日和料、丙子日研磨、戊子日和、庚子日制香、壬子日包封窖藏，窖藏时要有寒水石为伴等。

1. 五气调香

五气调香是依据我国古代中医药中运用的"四气""五味"转化而来。将四气与五味进行了香气比拟，将五行转为调香规律，并通过数百个配方验证，证明五气调香为合理的调香技艺。

五气的性味特点及应用如下。

（1）酸气 能涩，能收。中医学认为酸伤筋，辛能胜酸，也即辛克酸，酸涩味重时可采用辛气成分进行克制；酸能生甘，当运用比例较大的甜气时，也必须加入微量的酸香气，使香气变得清美。

（2）苦气 能泻，能燥，能坚。中医学认为苦伤气，咸能胜苦，也即咸克苦，苦味过重时可加入适量的咸气香成分进行克制，从而使香气减弱而幽雅、圆厚。苦能生甘，可利用五行相生，苦气与甜气成分相互配合以达到子母相生，从而产生协调的气味。

（3）甜（甘）气 能补，能和，能缓。中医学认为甘伤肉，酸可胜甜，也即酸克甜气，甜气太过可应用微量的酸气成分进行克制修饰。苦能生甘，甜气不足时可加入适量的苦气进行协调。

（4）辛气 能散，能润，能横行。中医学认为辛伤皮毛，苦能胜辛，也即苦克辛，当辛气成分超过极限时可加入适量的苦气成分进行克制。

（5）碱（咸）气 能下，能软。中医学认为碱伤血，甘能胜碱，也即甘能克咸，碱气成分一旦过量，可以用甜气成分进行克制；另外，可以用辛气香成分进行协调修饰而使香气透发，圆润香韵。而且碱气在调香中归属于尾调，其用量宜小不宜大，并在有关香型中，它能起到增香和定香的作用。

代表五气的常见精油如表 3-17 所示。

表 3-17　代表五气的常见精油

五气	代表精油
木（酸）	薄荷素油、代代花油、香柠檬油、甜橙油
火（苦）	依兰油、樟脑油、姜油、桉叶油、香叶油、山苍子油
土（甘）	香根油、广藿香油、大茴香油、檀香油、柠檬油、香荚兰豆
金（辛）	百里香油、松针油、柏木油、茶树油、桉叶油、香紫苏油
水（咸）	柏木油、薰衣草油、姜油、香叶油

2. 七情规律

七情是中药配伍的称谓，包括单行、相须、相使、相杀、相畏、相恶和相反。在调香的时候也常将中医的七情配伍规律转化为调香的七情规律。

（1）单行　指单独使用单味香料，不与其他香料进行配伍。

（2）相须　将几种以明显增加疗效为目的的香料进行配伍。

（3）相使　以协助作用来改善和提高调香气强度的配伍。

（4）相杀　一种香料的香气可以降低另一种香料的难闻性，使得味道更让人接受。

（5）相畏　用两种香料配伍应用，使原来好闻的香料香味大变或者变得更加难闻。

（6）相恶　相恶法与相克有些相同，是用两种性质不同的香料合用而相互牵制，使其失去原有的作用。

（7）相反　中医学认为相反是两种药合用时产生毒性或促使毒性增加。调香中要避免使用这种方法。

四、调香的评价

（一）评香工作要求

对场所的要求：通风、无杂气或灰尘。

个人卫生要求：清洗面部和双手，不使用有香气的化妆品。

工作态度要求：思想集中，全神贯注。

工作时间要求：一般选择上午，因为相对来说上午的嗅觉比较灵敏；除此之外，还应进行间歇性评香辨香。

实验用品要求：要有好的标样，并装于深色瓶；辨香纸使用前切勿沾染香气。

对操作的要求：

（1）辨香纸的一端注明被评辨对象的名称、编号、日期和时间，另一端蘸上 1～2cm（对比时要蘸取相等），然后每隔一段时间进行嗅辨，最好与标样做对比。

（2）嗅辨时，样品与鼻子保持一定距离，不要触及鼻子；因两鼻的嗅觉灵敏度不一定相同，故应以一鼻孔先闻，另一鼻孔再复闻，最终以灵敏度高的为准。

（3）嗅辨时，将香气变化详细记录下来，包括香韵、香型、特征、强度、挥发程度。

（二） 香气的评价

在香气的评价上，一般用香比强值、香品值和留香值这三值进行评价。这三值是调香大师林翔云在 1995 年提出来的。

1. 香比强值

阈值是最低嗅出的香料浓度值，而其倒数就是香比强值，一个香料的阈值越小，其香比强值就越大。香比强值能最直观地反映一个香料或者香精的香气强度。

2. 香品值

香品值指香料或者香精"品味"的高低，这是一个相对的概念，需要又一个"参照物"，而且这个"参照物"需要大家比较熟悉。

3. 留香值

一般是指香料或者香精的香气的保留时间，即香气的持久度。

（三） 香型的评价

当前香型的评价也会依据现有的科学技术，如气相色谱法、气质联用法、高效液相法、电子鼻等。同时也会根据调香师的嗅觉评定等。

第四章　常用芳香药物 ▷▷▷▷

　　芳香药物是指具有香气且以挥发油为主要有效成分的一类药物。芳香药物是中医香疗的物质基础，其防病治病机理在于"以芳香之气用事"，具有芳香辟秽、健脾化湿、醒神开窍、调理气血等功效。

　　常用的芳香药物主要分布于解表药、清热药、安神药、活血化瘀药、理气药、化湿药、开窍药和温里药等。

一、解表药

　　解表药是指能疏肌解表、促使发汗，用以发散表邪、解除表证的药物。芳香药多具有解表透邪之功效，《神农本草经百种录》记载："凡药香者皆能疏散风邪。"现代药理证实，芳香解表药大多具有抗菌、抗病毒作用，且由于其对皮肤腠理温和刺激的开放作用，既能促进药物吸收，又能加快病理产物排除，以达到邪从表解的治疗目的。其中常用的芳香解表药有以下几种。

（一）发散风寒药

细　辛
ASARI RADIX ET RHIZOMA
《神农本草经》

　　本品为马兜铃科植物北细辛 *Asarum heterotropoides* Fr. Schmidt var. *mandshuricum* (Maxim.) Kitag.、汉城细辛 *Asarum sieboldii* Miq. var. *seoulense* Nakai 或华细辛 *Asarum sieboldii* Miq. 的干燥全草。前二种习称"辽细辛"。夏季果熟期或初秋采挖，除去泥沙，阴干。

　　【性味与归经】辛，温。归心、肺、肾经。

　　【功能与主治】解表散寒，祛风止痛，通窍，温肺化饮。用于风寒感冒，头痛，牙痛，鼻塞流涕，鼻鼽，鼻渊，风湿痹痛，痰饮喘咳。

　　【应用】治风冷头痛，配川芎；治伤风鼻塞，配紫苏、薄荷；治伤寒表不解，可用细辛；治鼻塞不通，细辛末少许，吹入鼻中；治牙齿疼痛，配荆芥。

　　【使用注意】不宜与藜芦同用。气虚多汗、血虚头痛、阴虚咳嗽等忌服。

　　【现代研究】

　　1. 化学成分

　　辽细辛挥发油的主要成分是甲基丁香油酚，其他有黄樟醚、β-蒎烯、优葛缕酮、酚性物质等；华细辛挥发油中主要含甲基丁香油酚、细辛酮、蒎烯、优葛缕酮、黄樟醚、1,8-桉叶素、*l*-细辛素等；双叶细辛的挥发油含优葛缕酮、龙脑或爱草脑、1,8-桉叶素、蒎烯、甲基丁香油酚、黄樟醚、科绕魏素、榄香脂素、少辛酮、芳樟醇、大牻牛儿三烯醇。

2. 提取方法

水蒸气蒸馏法。

3. 药理作用

挥发油中所含的甲基丁香酚具有显著协同戊巴比妥钠的催眠作用，以及对不同种属动物的麻醉作用；镇痛作用；降温作用；抗炎作用。挥发油对兔离体子宫、肠管，低浓度使张力先增加后下降，振幅增加，而高浓度则呈抑制。

<h1 style="text-align:center">白 芷</h1>
ANGELICAE DAHURICAE RADIX
《神农本草经》

本品为伞形科植物白芷 *Angelica dahurica*（Fisch. ex Hoffm.）Benth. et Hook. f. 或杭白芷 *Angelica dahurica*（Fisch. ex Hoffm.）Benth. et Hook. f. var. *formosana*（Boiss.）Shan et Yuan 的干燥根。夏、秋间叶黄时采挖，除去须根及泥沙，晒干或低温干燥。

【性味与归经】苦、酸，微寒。归肝、脾经。

【功能与主治】养血调经，敛阴止汗，柔肝止痛，平抑肝阳。用于血虚萎黄，月经不调，自汗，盗汗，胁痛，腹痛，四肢痉挛。

【应用】治半边头痛，可配伍细辛、乳香、没药；治鼻渊，配辛夷、防风、苍耳子、川芎、北细辛。

【使用注意】不宜与藜芦同用。

【现代研究】

1. 化学成分

本品主要含甲基环癸烷、1-十四碳烯、Agidol、月桂酸乙酯、环十五内酯、十八碳醇、榄香烯、α-古芸烯等化学成分。

2. 提取方法

水蒸气蒸馏法。

3. 药理作用

本品具有抗炎、解热镇痛、解痉、降压、抗辐射等作用。

<h1 style="text-align:center">紫苏叶</h1>
PERILLAE FOLIUM
《名医别录》

本品为唇形科植物紫苏 *Perilla frutescens*（L.）Britt 的干燥叶（或带嫩枝）。夏季枝叶茂盛时采收，除去杂质，晒干。

【性味与归经】辛，温。归肺、脾。

【功能与主治】解表散寒，行气和胃。用于风寒感冒，咳嗽呕恶，妊娠呕吐，鱼蟹中毒。

【应用】治伤风发热，配川芎、陈皮；治胎气不和，凑上心腹，胀满疼痛，谓之子悬，配川芎、陈皮、当归。

【使用注意】温病及气弱表虚者忌服。

【现代研究】

1. 化学成分

本品主要含紫苏醛、柠檬烯、β-丁香烯、α-香柑油烯及芳樟醇等化学成分。

2. 提取方法

开花期取全草，采用水蒸气蒸馏法。

3. 药理作用

本品有升血糖作用；降血脂作用，可控制人体内血小板凝聚，降低血液中的中性脂质，清除胆固醇，防止血栓形成；提高记忆力，促使脑神经细胞突触生长；抗凝血、抗菌消炎、抗病毒等活性，具有很强的抗氧化性抑制过敏性反应。

辛 夷

MAGNOLIAE FLOS

《神农本草经》

本品为木兰科植物望春花 *Magnolia biondii* Pamp.、玉兰 *Magnolia denudata* Desr. 或武当玉兰 *Magnolia sprengeri* Pamp. 的干燥花蕾。早春花未开放时采收。晒干生用。

【性味与归经】辛，温。归肺、胃经。

【功能与主治】散风寒，通鼻窍。用于风寒头痛，鼻塞流涕，鼻鼽，鼻渊。

【应用】治鼻渊，配苍耳子、香白芷、薄荷叶；治鼻漏，鼻孔中长出一块，配栀子、白芷；治鼻内窒塞不通，不得喘息，配细辛；治鼻塞不知香味，配石菖蒲；治头面肿痒如虫行（此属风痰），配白芷、薄荷；治头眩昏冒欲呕（此属寒痰），配川芎。

【使用注意】阴虚火旺者忌服。

【现代研究】

1. 化学成分

花蕾含挥发油，其中主成分为β-蒎烯、1,8-桉叶素及樟脑，还含α-蒎烯、α-水芹烯、β-水芹烯、香桧烯、α-松油烯、γ-松油烯、叔丁基苯、水化香桧烯、沉香醇、α-松油醇、β-松油醇、4-松油醇、β-榄香烯、顺式丁香烯及反式丁香烯、β-芹子烯、β-荜澄茄烯、γ-荜澄茄烯、δ-荜澄茄烯、香榧醇。

2. 提取方法

水蒸气蒸馏法。

3. 药理作用

本品主要有局部收敛、刺激和麻醉作用；抑菌、消炎作用；镇痛作用；降压作用；松弛横纹肌作用；兴奋子宫及肠道平滑肌作用；抗过敏作用。

荆　芥
SCHIZONEPETAE HERBA
《神农本草经》

本品为唇形科植物荆芥 *Schizonepeta tenuifolia* Briq. 的干燥地上部分。夏、秋二季花开到顶、穗绿时采割，除去杂质，晒干。

【性味与归经】辛，微温。归肺、肝经。

【功能与主治】解表散风，透疹，消疮。用于感冒，头痛，麻疹，风疹，疮疡初起。

【应用】治口眼偏斜，配青薄荷；治疥疮，配金银花。

【使用注意】表虚自汗、阴虚头痛忌服。

【现代研究】

1. 化学成分

地上部分、穗、梗各含挥发油，其中主要成分均为胡薄荷酮、薄荷酮、异薄荷酮和异胡薄荷酮；乙基戊基醚、3-甲基环戊酮、3-甲基环己酮、苯甲醛、1-辛烯-3-醇、3-辛酮、3-辛醇、聚伞花素、柠檬烯、新薄荷醇、薄荷醇、辣薄荷酮、辣薄荷烯酮、葎草烯、丁香烯。地上部分挥发油中还含有 β-蒎烯、3,5-二甲基-2-环己烯-1-酮、乙烯基二甲苯、桉叶素、葛缕酮、二氢葛缕酮、马革命草烯酮。

2. 提取方法

水蒸气蒸馏法和溶剂提取法。

3. 药理作用

本品主要有解热镇痛作用；抗病原微生物作用；止血作用；抗癌作用。

香　薷
MOSLAE HERBA
《名医别录》

本品为唇形科植物石香薷 *Mosla chinensis* Maxim. 的干燥地上部分，或江香薷 *Mosla chinensis* ' Jiangxiangru' 的干燥地上部分。夏、秋二季茎叶茂盛、果实成熟时割取地上部分，晒干。切段，生用。

【性味与归经】辛，微温。归肺、胃经。

【功能与主治】发汗解表，化湿和中。用于暑湿感冒，恶寒发热，头痛无汗，腹痛吐泻，水肿，小便不利。

【应用】治脾胃不和，胸膈痞滞，配厚朴（去皮，姜汁炒）；治霍乱腹痛吐痢，配厚朴、生姜。

【使用注意】表虚者忌服。

【现代研究】

1. 化学成分

全草含挥发油，内含香荆芥酚、β-丁香烯、百里香酚、葎草烯、β-甜没药烯、4-松油烯醇、γ-松油烯、对聚伞花素、α-水芹烯、β-蒎烯、樟烯、α-蒎烯。

2. 提取方法

水蒸气蒸馏法和 CO_2 超临界流体萃取法。

3. 药理作用

挥发油具有广谱抗菌和杀菌作用；抗病毒作用，尤其对流感病毒有显著抑制作用；对离体肠平滑肌有抑制作用。

生 姜
ZINGIBERIS RHIZOMA RECENS
《名医别录》

本品为姜科植物姜 *Zingiber officinale* Rosc. 的新鲜根茎。秋、冬二季采挖，除去须根及泥沙。

【性味与归经】辛，微温。归肺、脾、胃经。

【功能与主治】解表散寒，温中止呕，化痰止咳。用于风寒感冒，胃寒呕吐，寒痰咳嗽。

【应用】治感冒风寒，配紫苏。

【使用注意】阴虚内热者忌服。

【现代研究】

1. 化学成分

生姜挥发油的主要成分有 α-姜烯、β-檀香萜醇、β-水芹烯、β-甜没药烯、α-姜黄烯、姜醇、紫苏醛、橙花醛、牻牛儿醛、2-茨醇、3-茨醇、樟烯、β-罗勒烯、α-香柑油烯、β-金便欢烯、月桂烯、β-蒎烯、2-龙脑、柠檬醛、7-孟烯、异小茴香醇、α-金合欢烯、高良姜萜内酯。

2. 提取方法

水蒸气蒸馏法。

3. 药理作用

挥发油具有止呕作用；对迟发性超敏反应有抑制作用；挥发油中的姜烯成分，具有保护胃黏膜细胞的作用；挥发油中的姜油酮可使肠管松弛，蠕动减退。

（二）发散风热药

菊 花
CHRYSANTHEMI FLOS
《神农本草经》

本品为菊科植物菊 *Chrysanthemum morifolium* Ramat. 的干燥头状花序。9~11 月花盛

开时分批采收，阴干或焙干，或熏、蒸后晒干。药材按产地和加工方法不同，分为"亳菊""滁菊""贡菊""杭菊""怀菊"。

【性味与归经】甘、苦，微寒。归肺、肝经。

【功能与主治】散风清热，平肝明目，清热解毒。用于风热感冒，头痛眩晕，目赤肿痛，眼目昏花，疮痈肿毒。

【应用】治风热头痛，配川芎。

【使用注意】凡阳虚或头痛而恶寒者均忌用。

【现代研究】

1. 化学成分

挥发油主要成分为龙脑、樟脑、菊油环酮，还含木犀草素-7 葡萄糖苷、大波斯菊苷即芹菜素-7-O-葡萄糖苷、刺槐苷、芹菜素、芹菜素-7-O-鼠李葡萄糖苷、刺槐素-7-O-葡萄糖苷、槲皮素-3-O-半乳糖苷、木犀草素-7-O-鼠李葡萄糖苷、木犀草素-7-O-鼠李葡萄糖苷、木犀草素、β-榄香烯、百里香酚、二十一烷、二十三烷、二十六烷。

2. 提取方法

水蒸气蒸馏法、有机溶剂提取法和 CO_2 超临界流体萃取法。

3. 药理作用

本品主要有调血脂、抗疲劳、抗病原微生物等作用。

薄 荷
MENTHAE HAPLOCALYCIS HERBA
《新修本草》

本品为唇形科植物薄荷 *Mentha haplocalyx* Briq. 的干燥地上部分。夏、秋二季茎叶茂盛或花开至三轮时，选晴天，分次采割，晒干或阴干。

【性味与归经】辛，凉。归肺、肝经。

【功能与主治】疏散风热，清利头目，利咽，透疹，疏肝行气。用于风热感冒，风温初起，头痛，目赤，喉痹，口疮，风疹，麻疹，胸胁胀闷。

【应用】治衄血，薄荷汁滴之，或以干者水煮，绵裹塞鼻；治火寄生疮，火毒气入内，两股生疮，用薄荷；治耳痛，鲜薄荷绞汁滴入。

【使用注意】阴虚血燥、肝阳偏亢、表虚汗多者忌服。

【现代研究】

1. 化学成分

挥发油中主要成分为左旋薄荷醇、左旋薄荷酮异薄荷酮、胡薄荷酮、乙酸癸酯、乙酸薄荷酯苯甲酸甲酯、α-蒎烯、β-蒎烯、β-侧柏烯、3-戊醇、2-己醇、3-辛醇、右旋月桂烯、柠檬烯及桉叶素、α-松油醇等。

2. 提取方法

水蒸气蒸馏法。

3. 药理作用

本品主要有抗病毒作用；镇痛、止痒作用；抗刺激、止咳作用；杀菌作用；抗着床、抗早孕作用；利胆作用。

二、清热药

凡药性寒凉，以清解里热为主要作用的药物称为清热药。《重订广温热论·验方妙用》指出："其大要不专在乎发汗，而在乎开其郁闭，郁闭在表，辛凉芳淡发之。"现代药理证实，芳香清热药大多具有抑菌抗炎、镇痛、解热等作用。其中常用的芳香清热药有以下几种。

牡丹皮
MOUTAN CORTEX
《神农本草经》

本品为毛茛科植物牡丹 *Paeonia suffruticosa* Andr. 的干燥根皮。秋季采挖根部，除去细根和泥沙，剥取根皮，晒干或刮去粗皮，除去木心，晒干。前者习称连丹皮，后者习称刮丹皮。

【性味与归经】苦、辛，微寒。归心、肝、肾经。

【功能与主治】清热凉血，活血化瘀。用于热入营血，温毒发斑，吐血衄血，夜热早凉，无汗骨蒸，经闭痛经，跌扑伤痛，痈肿疮毒。

【应用】经闭、跌扑损伤、疮痈肿毒、肠痈等症，配当归；疮痈肿毒、肠痈等症，配金银花。

【使用注意】

1. 血虚有寒，孕妇及月经过多者慎服。

2. 自汗多者勿用，为能走泄津液也。痘疹初起勿用，为其性专散血，不无根脚散阔之虑（《本经逢原》）。

3. 胃气虚寒，相火衰者，勿用（《得配本草》）。

【现代研究】

1. 化学成分

本品主要含十四烷烃、苯甲酸、2-羟基-4-甲氧基-苯乙酮（丹皮酚）、2,6-双特丁基对苯醌、邻苯二甲酸二乙酯、十四酸异丙酯等化学成分。

2. 提取方法

水蒸气蒸馏法和 CO_2 超临界流体萃取法。

3. 药理作用

本品主要有抑菌抗炎、镇痛、解热、解痉、抗过敏、活血化瘀、增强免疫等作用。

金银花
LONICERAE JAPONICAE FLOS
《新修本草》

本品为忍冬科植物忍冬 *Lonicera japonica* Thunb. 的干燥花蕾或带初开的花。夏初花开放前采收，干燥。

【性味与归经】甘，寒。归肺、心、胃经。

【功能与主治】清热解毒，疏散风热。用于痈肿疔疮，喉痹，丹毒，热毒血痢，风热感冒，温病发热。

【应用】太阴风温、温热，冬温初起，但热不恶寒而渴者，配薄荷。

【使用注意】脾胃虚寒及气虚疮疡脓清者忌服。

【现代研究】

1. 化学成分

本品主要含十六酸、亚麻酸甲酯、十六酸甲酯、8,11-十八碳二烯酸甲酯、7,11-二甲基-3-亚甲基-1,6,10-十二碳三烯、9,12-十八碳二烯酸、十四酸、苯乙醇、亚麻酸乙酯、苯甲酸苄酯、金合欢基丙酮、2-己烯醛、糠醛、龙脑、己醛、芳樟醇、石竹烯、亚油酸乙酯、植醇、2-庚烯醛、苯乙醛等化学成分。

2. 提取方法

水蒸气蒸馏法和溶剂提取法。

3. 药理作用

本品有抑菌、抗病原微生物、抗炎、解热和加强防御机能等作用。

青　蒿
ARTEMISIAE ANNUAE HERBA
《神农本草经》

本品为菊科植物黄花蒿 *Artemisia annua* L. 的干燥地上部分。秋季花盛开时采割，除去老茎，阴干。

【性味与归经】苦、辛，寒。归肝、胆经。

【功能与主治】清虚热，除骨蒸，解暑热，截疟，退黄。用于温邪伤阴，夜热早凉，阴虚发热，骨蒸劳热，暑邪发热，疟疾寒热，湿热黄疸。

【应用】少阳疟疾、暮热早凉、汗解渴饮、脉左弦、偏于热重者，配牡丹皮；赤白痢下，配艾叶。

【使用注意】脾胃虚弱，产后血虚者忌服。

【现代研究】

1. 化学成分

本品主要含苯并吡喃、α-蒎烯、环己二烯、辛三烯、环庚二烯、对氨基苯甲醚等化学成分。

2. 提取方法

水蒸气蒸馏法。

3. 药理作用

本品具有抗菌、平喘、解热、止咳等作用。

鱼腥草
HOUTTUYNIAE HERBA
《名医别录》

本品为三白草科植物蕺菜 *Houttuynia cordata* Thunb. 的新鲜全草或干燥地上部分。鲜品全年均可采割；干品夏季茎叶茂盛花穗多时采割，除去杂质，晒干。

【性味与归经】辛，微寒。归肺经。

【功能与主治】清热解毒，消痈排脓，利尿通淋。用于肺痈吐脓，痰热喘咳，热痢，热淋，痈肿疮毒。

【应用】治痈疽肿毒，鱼腥草晒干，研成细末，蜂蜜调敷。未成脓者能内消，已成脓者能排脓（阴疽忌用）。

【使用注意】

1. 虚寒证及阴性外疡忌服。

2. 多食令人气喘（《名医别录》）。

3. 孟诜：久食之，发虚弱，损阳气，消精髓。

【现代研究】

1. 化学成分

本品主要含 β-蒎烯、β-月桂烯、α-蒎烯、β-水芹烯、柠檬烯、癸醛、石竹烯、4-萜品醇、香叶醇乙酸酯、4-十三烷酮、甲基正壬酮等化学成分。

2. 提取方法

水蒸气蒸馏法。

3. 药理作用

鱼腥草挥发油有抗病毒作用，能明显拮抗乙酰胆碱对呼吸道平滑肌的兴奋作用，可用于镇咳。

三、安神药

凡以安定神志为主要功效，常用以治疗心神不宁病证的药物，称为安神药。现代药理证实，芳香安神药大多具有抗菌消炎、催眠、镇静作用。其中常用的芳香安神药有以下几种。

合欢花
ALBIZIAE FLOS
《神农本草经》

本品为豆科植物合欢 *Albizia julibrissin* Durazz. 的干燥花絮或花蕾。夏季花开放时择晴天采收或者花蕾形成时采收，及时晒干。前者习称"合欢花"，后者习称"合欢米"。

【性味与归经】甘、苦，平。归心、脾经。

【功能与主治】解郁安神。用于心神不安，忧郁失眠。

【应用】用于心肾不交失眠，配官桂、黄连、夜交藤等。

【用法用量】内服，煎汤，3~9g；或入丸、散。

【使用注意】阴虚津伤者慎用。

【现代研究】

1. 化学成分

本品主要含反-芳樟醇氧化物、芳樟醇、异戊醇、α-罗勒烯和2,2,4-三甲基丁烷等化学成分。

2. 提取方法

水蒸气蒸馏法。

3. 药理作用

合欢花煎剂灌服，能明显减少小鼠的自发活动及被动活动，明显协同巴比妥类药物的中枢抑制作用，延长戊巴比妥钠、苯巴比妥钠所致小鼠麻醉时间，促使阈下剂量的戊巴比妥钠、异戊巴比妥钠引起小鼠麻醉。

代代花（酸橙花）

DAIDAIHUA

代代花为芸香科柑橘属酸橙变种代代（*Citrus aurantium* L. var. *amara* Engl）的干燥花蕾。立夏前后，选晴天上午露水干后，摘取含苞未开的花朵，用微火烘干。

【性味与归经】辛、甘、微苦，平。

【功能与主治】理气宽胸，和胃止呕。用于不思饮食，恶心呕吐，胸中痞闷，脘腹胀痛。

【应用】辅助减肥效果，减轻不良反应，增强人体抵抗能力，配合服用B族维生素、维生素C。

【用法用量】内服，煎汤，1.5~2.5g；或泡茶。

【使用注意】孕妇不宜使用。

【现代研究】

1. 化学成分

本品主要含萜品醇、柠檬烯、γ-萜品烯、异松油烯、金合欢醇、1-异丙基-4-亚甲基-双环［3.1.0］己烷、石竹烯氧化物、萜品油烯等化学成分。

2. 提取方法

水蒸气蒸馏法、回流法和超声提取法。

3. 药理作用

本品具有抗菌、抗病毒等作用。

栀子花
FLOWER OF CAPA JASMINE
《滇南本草》

本品为双子叶植物药茜草科植物山栀 *Gardenia jasminoides* Ellis 的花。本品为不规则团块或类三角锥形，表面淡棕色或棕色。6~7 月采摘，鲜用或晾干。

【性味与归经】苦，寒。归肺、肝经。

【功效】清肺止咳，凉血止血。

【功能与主治】肺热咳嗽；鼻衄。

【应用】治伤风，肺有实痰、实火，肺热咳嗽，配蜂蜜。

【用法用量】内服，煎汤，6~10g；或焙研吹鼻。

【使用注意】脾虚便溏及肾阳不足患者不宜使用。

【现代研究】

1. 化学成分

本品主要含芳樟醇、戊烯酸叶醇酯、惕格酸己酯、α-法尼烯等化学成分。

2. 提取方法

水蒸气蒸馏法、微波辅助提取法、CO_2 超临界流体萃取法。

3. 药理作用

挥发油具有清热泻火、凉血止血作用。

酸枣仁
ZIZIPHI SPINOSAE SEMEN
《神农本草经》

本品为鼠李科植物酸枣 *Ziziphus jujuba* Mill. var. *spinosa* （Bunge） Hu ex H. F. Chou 的干燥成熟种子。秋末冬初采收成熟果实，除去果肉和核壳，收集种子，晒干。

【性味与归经】甘、酸，平。归肝、胆、心经。

【功能与主治】养心补肝，宁心安神，敛汗，生津。用于虚烦不眠，惊悸多梦，体虚多汗，津伤口渴。

【应用】治心神不宁、心悸失眠、健忘多梦等证，配石菖蒲、远志等；镇静安神，又能平肝潜阳，配牛黄、胆南星、羚羊角等；肝阴不足，肝阳上亢之头晕目眩、烦躁易怒等，配代赭石、牡蛎、白芍等；治表虚自汗、阴虚盗汗者，配牡蛎、浮小麦、五味子等。

【用法用量】煎服，10~15g。

【使用注意】凡有实邪郁火及患有滑泄症者慎服。

【现代研究】

1. 化学成分

本品主要含邻苯二甲酸双-2-甲基乙酯、邻苯二甲酸双-2-乙基己酯、乙酸乙酯、苯甲酸丁酯、十一酸、邻苯二甲酸二乙酯、邻苯二甲酸二丁酯等化学成分。

2. 提取方法

水蒸气蒸馏法。

3. 药理作用

酸枣仁总皂苷、总黄酮、总生物碱、不饱和脂肪酸部分有催眠、镇静作用。煎剂有镇痛、降体温作用，此外还有改善心肌缺血、提高耐缺氧能力、降血压、降血脂、增强免疫功能、抗血小板聚集、抗肿瘤等作用。

柏子仁

PLATYCLADI SEMEN

《神农本草经》

本品为柏科植物侧柏 *Platycladus orientalis*（L.）Franco 的干燥成熟种仁。秋、冬二季收成熟种子晒干，除去种皮，收集种仁。

【性味与归经】甘，平。归心、肾、大肠经。

【功能与主治】养心安神，润肠通便，止汗。用于阴血不足，虚烦失眠，心悸怔忡，肠燥便秘，阴虚盗汗。

【应用】治阴血不足、心神失养之心悸怔忡、虚烦不眠、头晕健忘等，配人参、五味子、白术；治心肾不交之心悸不宁、心烦少寐、梦遗健忘，配麦冬、熟地黄、石菖蒲。

【用法用量】煎服，3~10g。

【使用注意】本品质润，便溏及痰多者慎用。

【现代研究】

1. 化学成分

本品含少量挥发油、皂苷等。

2. 提取方法

水蒸气蒸馏法。

3. 药理作用

柏子仁醇提取物有延长慢波睡眠期作用，对前脑基底核破坏的小鼠被动回避学习有改善作用；石油醚提取物对鸡胚背根神经节突起的生长有轻度促进作用。

四、活血化瘀药

活血化瘀药是指以消散攻逐体内瘀血为主要作用的药物。芳香活血化瘀药多具有散瘀止血、消肿定痛之功效，《本草问答》有云："香善走，故透达经络脏腑而无所不到。"陈自明曰："气血闻香则行，闻臭则逆。大抵疮疡，多因荣气不从，逆于肉里，郁聚为脓，得香之味，则气血流行。"现代药理证实，芳香活血化瘀药具有改善脂质代谢、抑制脂质过氧化反应、减轻内皮细胞损伤、抗血小板凝集和对斑块的消退等方面均有明显作用。其中具有香疗作用的中药主要有以下几种。

川 芎
CHUANXIONG RHIZOMA
《神农本草经》

本品为伞形科植物川芎 *Ligusticum chuanxiong* Hort. 的干燥根茎。夏季当茎上的节盘显著突出，并略带紫色时采挖，除去泥沙，晒后烘干，再除去须根。

【性味与归经】辛，温。归肝、心包经。

【功能与主治】活血行气，祛风止痛。用于胸痹心痛，胸胁刺痛，跌扑肿痛，月经不调，经闭痛经，癥瘕腹痛，头痛，风湿痹痛。

【应用】偏头痛、鼻塞，配薄荷叶、荆芥、白芷；孕期腹痛、产后瘀阻块痛，配当归；产后血晕，配伍当归、荆芥；产后心腹痛，配木香、当归；小儿发烧、太阳穴痛或眼睛红肿，配薄荷。

【使用注意】本品辛温升散，凡阴虚火旺舌红口干多汗、月经过多及出血性疾病，不宜使用。

【现代研究】

1. 化学成分

本品主要含藁本内酯、蛇床内酯、新蛇床内酯、洋川芎内酯等化学成分。

2. 提取方法

CO_2超临界流体萃取法和水蒸气蒸馏法。

3. 药理作用

本品主要具有抗炎、解热、镇静等作用。

莪 术
CURCUMAE RHIZOMA
《药性论》

本品为姜科植物蓬莪术 *Curcuma phaeocaulis* Val. 、广西莪术 *Curcuma. kwangsiensis* S. G. Lee et C. F. Liang 或温郁金 *Curcuma. wenyujin* Y. H. Chen et C. Ling 的干燥根茎。后者习称"温莪术"。冬季茎叶枯萎后采挖，洗净，蒸或煮至透心，晒干或低温干燥后除去须根和杂质。

【性味与归经】辛、苦，温。归肝、脾经。

【功能与主治】行气破血，消积止痛。用于癥瘕痞块，瘀血经闭，胸痹心痛，食积胀痛。

【应用】气滞血瘀所致的癥瘕积聚、心腹痛、胁下胀痛，配栀子；饮食积滞，配木香。

【使用注意】孕妇及月经过多者禁用。

【现代研究】

1. 化学成分

本品主要含莪术醇、β-榄香烯、蓬莪术环氧酮、蓬莪术酮、蓬莪术环二烯、姜黄醇酮、姜黄环氧奥烯醇等化学成分。

2. 提取方法

水蒸气蒸馏法和CO_2超临界流体萃取法。

3. 药理作用

具有抗肿瘤、抗血栓、抗病毒、抗癌、抑制多种致病菌生长等作用。

姜　黄
CURCUMAE LONGAE RHIZOMA
《新修本草》

本品为姜科植物姜黄 *Curcuma longa*. L. 的干燥根茎。冬季茎叶枯萎时采挖，洗净，煮或蒸至透心，晒干，除去须根。

【性味与归经】辛、苦，温。归肝、脾经。

【功能与主治】破血行气，通经止痛。用于胸胁刺痛，胸痹心痛，痛经经闭，癥瘕，风湿肩臂疼痛，跌扑肿痛。

【应用】心痛，配当归、木香；胃炎、胆道炎、腹胀闷、疼痛、呕吐、黄疸，配广郁金；闭经，配当归、川芎、牡丹皮、延胡索；月经不调、妊娠期阴道少量出血、腹痛，配当归；跌打损伤，配牡丹皮、当归、陈皮、川芎、乳香、没药；牙痛，配细辛、白芷。

【使用注意】孕妇慎用。

【现代研究】

1. 化学成分

本品主要含姜黄酮、莪术酮、莪术醇、丁香烯龙脑、樟脑等化学成分。

2. 提取方法

索氏提取法、超声辅助提取法、CO_2超临界流体萃取法。

3. 药理作用

本品具有抗菌，抗高血脂，增加胆汁流量，降血浆总胆固醇、β-脂蛋白和甘油三酯等作用。

乳　香
OLIBANUM
《名医别录》

本品为橄榄科植物乳香树 *Boswellia carterii* Birdw. 及同属植物 *Boswellia bhawdajian* Birdw. 树皮渗出的树脂。分为索马里乳香和埃塞俄比亚乳香，每种乳香又分为乳香珠和原乳香。

【性味与归经】辛、苦，温。归心、肝、脾经。

【功能与主治】活血定痛，消肿生肌。用于胸痹心痛，胃脘疼痛，痛经经闭，产后瘀阻，癥瘕腹痛，风湿痹痛，静脉拘挛，跌打损伤，痈肿疮疡。

【应用】气滞血瘀、脘腹疼痛，配当归；产后血瘀心绞痛、肌肉肿痛，配没药、牡丹皮；跌打损伤，配没药、当归；疮疡疼痛、口疮，配没药。

【使用注意】孕妇及胃弱者慎用。

【现代研究】

1. 化学成分

本品主要含芳樟醇、醋酸辛酯、α-蒎烯、β-罗勒烯、桉叶油醇等化学成分。

2. 提取方法

CO_2超临界流体萃取法、水蒸气蒸馏法。

3. 药理作用

本品具有安神镇静、止痛消炎、抗菌和抗病毒等作用。

没 药

MYRRHA

《开宝本草》

本品为橄榄科植物地丁树 *Commiphora myrrha* Engl. 或哈地丁树 *Comniphora molmol* Engl. 的干燥树脂。分为天然没药和胶质没药。

【性味与归经】辛、苦，平。归心、肝、脾经。

【功能与主治】散瘀定痛，消肿生肌。用于胸痹心痛，胃脘疼痛，痛经经闭，产后瘀阻，癥瘕腹痛，风湿痹痛，跌打损伤，痈肿疮疡。

【应用】跌打损伤、心腹疼痛，配乳香；癥瘕积聚，配当归。

【使用注意】孕妇及胃弱者慎用。

【现代研究】

1. 化学成分

本品主要含丁香酚、间甲基酚、蒎烯、柠檬烯、桂皮醛等化学成分。

2. 提取方法

CO_2超临界流体萃取法、水蒸气蒸馏法。

3. 药理作用

本品具有降脂、防止动脉内膜粥样斑块形成、抗肿瘤、抗菌消炎、抑制子宫平滑肌收缩等作用。

当 归

ANGELICAE SINENSIS RADIX

《神农本草经》

本品为伞形科植物当归 *Angelica sinensis* (Oliv.) Diels 的干燥根。秋末采挖，除去须根及泥沙，待水分稍蒸发后，捆成小把，上棚，用烟火缓缓熏干。

【性味与归经】甘、辛，温。归肝、心、脾经。

【功能与主治】补血活血，调经止痛，润肠通便。用于血虚萎黄，眩晕心悸，月经不调，经闭痛经，虚寒腹痛，风湿痹痛，跌扑损伤，痈疽疮疡，肠燥便秘。酒当归活血通经。用于经闭痛经，风湿痹痛，跌扑损伤。

【应用】补血活血、月经不调、虚寒腹痛、崩漏、胎动不安及产后血虚、发热，配川芎。

【使用注意】湿盛中满、大便泄泻者忌服。

【现代研究】

1. 化学成分

本品主要含 β-蒎烯、α-蒎烯、莰烯等中性油成分。还含有藁苯内酯、对甲基苯甲醇、5-甲氧基-2,3 二甲苯酚等成分。

2. 提取方法

水蒸气蒸馏法、CO_2超临界流体萃取法。

3. 药理作用

本品具有松弛支气管平滑肌、抑制血小板释放 TXA_2、抑制子宫平滑肌作用及对中枢神经系统有较强的抑制作用。

郁　金
CURCUMAE RADIX
《药性论》

本品为姜科植物温郁金 *Curcuma wenyujin* Y. H Chen et C. Ling、姜黄 *Curcuma longa* L.、广西莪术 *Curcuma kwangsiensis* S. G. Lee et C. F. Liang 或蓬莪术 *Curcuma phaeocaulis* Val. 的干燥块根。前两者分别习称"温郁金"和"黄丝郁金"，其余按性状不同习称"桂郁金"或"绿丝郁金"。冬季茎叶枯萎后采挖，除去泥沙和细根，蒸或煮至透心，干燥。

【性味与归经】辛、苦，寒。归肝、心、肺经。

【功能与主治】活血止痛，行气解郁，清心凉血，利胆退黄。用于胸胁刺痛，胸痹心痛，经闭痛经，乳房胀痛，热病神昏，癫痫发狂，血热吐衄，黄疸尿赤。

【应用】肝郁气滞、脾胃不和，配木香、莪术、牡丹皮。

【使用注意】不宜与丁香、母丁香同用。

【现代研究】

1. 化学成分

本品主要含莰烯、樟脑、倍半萜烯、姜黄酮等化学成分。

2. 提取方法

水蒸气蒸馏法。

3. 药理作用

本品具有保护肝细胞、促进肝细胞再生、去脂和抑制肝细胞纤维化的作用；对多种皮肤真菌有抑制作用，尤其对革兰阴性菌的作用强于对革兰阳性菌。

五、理气药

以疏通气机、消除气滞、平降气逆为主要作用的药物称为理气药。《本草正义》云："芳香固入气分，善舒郁滞，而以此草之根最为繁密，长于下行，故海藏亦谓其理元气，去气郁。"现代药理研究证实，芳香理气药大多具有抗炎、抗肿瘤、抗病毒等作用，还能促进蠕动和消化液分泌，排除肠内积气。其中常用的芳香理气药有以下几种。

木 香
AUCKLANDIAE RADIX
《神农本草经》

本品为菊科植物木香 *Aucklandia lappa* Decne. 的干燥根。秋、冬二季采挖，除去泥沙和须根，切段，大的再纵剖成瓣，干燥后撞去粗皮。

【性味与归经】辛、苦，温。归脾、胃、大肠、三焦、胆经。

【功能与主治】行气止痛，健脾消食。用于胸胁、脘腹胀痛，泻痢后重，食积不消，不思饮食。煨木香实肠止泻。用于泄泻腹痛。

【应用】治脾胃虚寒引起的腹痛，配乳香、没药。

【使用注意】阴虚津液不足者慎服。

1. 肺虚有热者，慎毋犯之。元气虚脱及阴虚内热，诸病有热，心痛属火者禁用（《本草经疏》）。

2. 脏腑燥热，胃气虚弱者禁用（《得配本草》）。

【现代研究】

1. 化学成分

根油主含木香烃内酯、去氢木香内酯、木午烯内酯，含量达50%，还含木香匝醛、菜蓟苦素、珊塔玛内酯、4β-甲氧基去氢木香内酯、木香内酯、二氢木香内酯、α-环木香烯内酯、β-环木香烯内酯、土木香内酯、异土木香内酯、异去氢木香内酯、异中美菊素C、12-甲氧基二氢去氢木香内酯、二氢木香烯内酯、木香烯、单紫杉烯、（E）9-异丙基-6-甲基-5,9-癸二烯-2-酮、（E）-6,10-二甲基-9-亚甲基-5-十一碳烯-2-酮、对-聚伞花素、月桂烯、β-榄香烯、柏木烯、葎草烯、β-紫罗兰酮、芳樟醇、柏木醇、木香醇、榄香醇、白桦脂醇、β-谷甾醇、豆甾醇、森香酸、棕榈酸和亚油酸等化学成分。

2. 提取方法

水蒸气蒸馏法。

3. 药理作用

本品具有抗炎、抗肿瘤、抗病毒、抑制血管收缩和免疫调节等作用。

沉　香
AQUILARIAE LIGNUM RESINATUM
《名医别录》

本品为瑞香科植物白木香 *Aquilaria sinensis* （ Lour. ） Gilg 含有树脂的木材。全年均可采收，割取含树脂的木材，除去不含树腊的部分，阴干。

【性味与归经】辛、苦，微温。归脾、胃、肾经。

【功能与主治】行气止痛，温中止呕，纳气平喘。用于胸腹胀闷疼痛，胃寒呕吐呃逆，肾虚气逆喘急。

【应用】治常年胸中有痰无血者，配木香。

【使用注意】阴亏火旺、气虚下陷者慎服。

【现代研究】

1. 化学成分

本品主要有沉香螺醇、沉香醇、石梓呋喃、α-沉香呋喃、β-沉香呋喃、二氢沉香呋喃、去甲沉香呋喃酮、4-羟基二氧沉香呋喃、3,4-二羟基二氧沉香呋喃、α-愈创木烯、α-布藜烯、枯树醇、卡拉酮、二氢卡拉酮、沉香螺醇醛、1(10),11-愈创木二烯-15-醛、3,11-芹子二烯-9-酮、3,11-芹子二烯-9-醇、沉香雅槛蓝醇等倍半萜成分，还含苄基丙酮、对甲氧基苄基丙酮、氢化桂皮酸等其他挥发成分。

2. 提取方法

水蒸气蒸馏法。

3. 药理作用

本品具有抗菌、麻醉、止痛、镇静、止喘与抗心肌缺血等作用。

檀　香
SANTALI ALBI LIGNUM
《名医别录》

本品为檀香科植物檀香 *Santalum album* L. 树干的干燥心材。

【性味与归经】辛，温。归脾、胃、心、肺经。

【功能与主治】行气温中，开胃止痛。用于寒凝气滞，胸膈不舒，胸痹心痛，脘腹疼痛，呕吐食少。

【应用】治心腹诸痛，配砂仁；治阴寒霍乱，配木香；解恶毒风肿，配沉香。

【使用注意】如阴虚火盛，有动血致嗽者，勿用之（《本草汇言》）。

【现代研究】

1. 化学成分

本品主成分为 α-檀香醇、β-檀香醇，达 90% 以上；并含 α-檀香烯、β-檀香烯、檀烯、檀萜酮、α-檀萜醇、檀香酮、檀香酸、檀油酸、异戊醛、檀油醇，以及三环准檀香醛。另含檀香色素、去氧檀香色素及银橙醛、松柏醛、紫丁香醛、香荚醛。

2. 提取方法

水蒸气蒸馏法。

3. 药理作用

本品具有抗菌作用，对小鼠小肠运动亢进有抑制作用，对物质代谢有促进作用。

枳 壳
AURANTII FRUCTUS
《神农本草经》

本品为芸香科植物酸橙 *Citrus aurantium* L. 及其栽培变种的干燥未成熟果实。7 月果皮尚绿时采收，自中部横切为两半，晒干或低温干燥。

【性味与归经】苦、辛、酸，温。归脾、胃经。

【功能与主治】理气宽中，行滞消胀。用于胸胁气滞，胀满疼痛，食积不化，痰饮内停，脏器下垂。

【应用】治伤寒，配木香；顺气止痢。

【使用注意】脾胃虚弱者及孕妇慎服。

【现代研究】

1. 化学成分

果皮含挥发油成分有 α-蒎烯、β-蒎烯、月桂烯、柠檬烯、樟烯、γ-松油烯、对聚伞花素及丁香烯和邻异丙基甲苯等成分。

2. 提取方法

水蒸气蒸馏法。

3. 药理作用

枳壳挥发油所含柠檬烯有镇咳、祛痰、抗菌的作用；枳壳挥发油具有抑菌活性。

香 橼
CITRI FRUCTUS
《本草拾遗》

本品为芸香科植物枸橼 *Citrus medica* L. 或香圆 *Citrus wilsonii* Tanaka 的干燥成熟果实。秋季果实成熟时采收，趁鲜切片，晒干或低温干燥。香圆亦可整个或对剖两半后，晒干或低温干燥。

【性味与归经】辛、苦、酸，温。归肝、脾、肺经。

【功能与主治】疏肝理气，宽中，化痰。用于肝胃气滞，胸胁胀痛，脘腹痞满，呕吐噫气，痰多咳嗽。

【应用】治气逆不进饮食或呕吐，配当归、檀香。

【使用注意】阴虚血燥者及孕妇气虚者慎服。

【现代研究】

1. 化学成分

挥发油中含有乙酸牻牛儿醇酯、乙酸芳樟醇酯、右旋柠檬烯、柠檬醛、水芹烯、柠檬油素等。

2. 提取方法

水蒸气蒸馏法。

3. 药理作用

本品所含挥发油可促进肠胃蠕动和消化液分泌，排除肠内积气，并有祛痰作用。

陈　皮
CITRI RETICULATAE PERICARPIUM
《神农本草经》

本品为芸香科植物橘 *Citrus reticulata* Blanco 及其栽培变种的干燥成熟果皮。药材分为"陈皮"和"广陈皮"。采摘成熟果实，剥取果皮，晒干或低温干燥。

【性味与归经】苦、辛，温。归肺、脾经。

【功能与主治】理气健脾，燥湿化痰。用于脘腹胀满，食少吐泻，咳嗽痰多。

【应用】健脾理气可用陈皮；理气健脾，燥湿化痰可用陈皮。

【使用注意】气虚及阴虚燥咳患者不宜服。吐血证者慎服。

【现代研究】

1. 化学成分

陈皮中挥发油主要包括甲基橙皮苷、柠檬烯、γ-松油烯、α-蒎烯及 β-月桂烯等挥发性成分。

2. 提取方法

水蒸气蒸馏法。

3. 药理作用

本品具有抗过敏、消炎杀菌、抗癌作用。陈皮中所含的挥发油成分甲基橙皮苷能扩张血管，增加冠脉流量，使血压降低，心率降低。

六、化湿药

化湿药是指凡气味芳香，性偏温燥，以化湿运脾为主要作用的一类药物。芳香化湿药多具有舒畅气机、醒脾开胃之功效，李时珍在《本草纲目》中详细阐述了芳香药与"醒脾"的关系，认为"土爱暖喜芳香，以芳香药醒脾乃应其所喜""芳香之气助脾胃"。现代药理研究证实，芳香化湿药具有促进胃肠液分泌而助消化等作用。其中常见的芳香化湿药有以下几种。

苍 术
ATRACTYLODIS RHIZOMA
《神农本草经》

本品为菊科植物茅苍术 *Atractylodes lancea*（Thunb.）DC．或北苍术 *Atractylodes chinensis*（DC.）Koidz. 的干燥根茎。春、秋二季采挖，除去泥沙，阴干，撞去须根。

【性味与归经】辛、苦，温。归脾、胃、肝经。

【功能与主治】燥湿健脾，祛风散寒，明目。用于湿阻中焦，脘腹胀满，泄泻，水肿，脚气痿躄，风湿痹痛，风寒感冒，夜盲，眼目昏涩。

【应用】治湿阻中焦、脾失健运而致脘腹胀闷、呕恶食少、吐泻乏力、舌苔白腻等，配厚朴、陈皮；治脾虚湿聚、水湿内停的痰饮、泄泻或外溢的水肿者，配茯苓、泽泻、猪茯苓。

【用法用量】煎服，3~9g。

【使用注意】阴虚内热，气虚多汗者忌服。

【现代研究】

1. 化学成分

挥发油中主要含有苍术醇、苍术酮、苍术烯等成分。

2. 提取方法

水蒸气蒸馏法、CO_2 超临界流体萃取法。

3. 药理作用

本品有明显的抗副交感神经介质乙酰胆碱引起的肠痉挛；对交感神经介质肾上腺素引起的肠肌松弛，能促进肾上腺抑制作用的振幅恢复；对中枢神经系统，小剂量是镇静作用，大剂量是抑制作用。苍术醇有促进胃肠运动作用，对胃平滑肌也有微弱收缩作用。

厚 朴
MAGNOLIAE OFFICINALIS CORTEX
《神农本草经》

本品为木兰科植物厚朴 *Magnolia officinalis* Rehd. et Wils. 或凹叶厚朴 *Magnolia. officinalis* Rehd. et Wils. var. *biloba* Rehd. et Wils. 的干燥干皮、根皮及枝皮。4~6 月剥取，根皮和枝皮直接阴干，干皮置沸水中微煮，堆置阴湿处，"发汗"至内表面变紫褐色或棕褐色时，蒸软，取出，卷成筒状，干燥。

【性味与归经】苦、辛，温。归脾、胃、肺、大肠经。

【功能与主治】燥湿消痰，下气除满。用于湿滞伤中，脘痞吐泻，食积气滞，腹胀便秘，痰饮喘咳。

【应用】治腹满痛便秘，配大黄、枳实；治胃气不和，不思饮食，配甘草、苍术、陈皮；治痰涎郁结，配紫苏叶、茯苓、半夏。

【用法用量】煎服，3~10g。

【使用注意】本品辛苦温燥湿，易耗气伤津，故气虚津亏者及孕妇慎用。

【现代研究】

1. 化学成分

本品主要含有 β-桉叶醇、厚朴酚、四氢厚朴酚及异厚朴酚等化学成分。

2. 提取方法

水蒸气蒸馏法。

3. 药理作用

本品对血小板聚集有抑制作用。异厚朴酚有明显的中枢性肌肉松弛作用。厚朴酚对实验性胃溃疡有防治作用。

砂 仁

FRUCTUSAMOMI

《药性论》

本品为姜科植物阳春砂 *Amomum villosum* Lour. 绿壳砂 *Amomum villosum* Lour. var. *xanthioides* T. L. Wu et Senjen 或海南砂 *Amomum longiligulare* T. L. Wu 的干燥成熟果实。夏、秋二季果实成熟时采收，晒干或低温干燥。

【性味与归经】辛，温。归脾、胃、肾经。

【功能与主治】化湿开胃，温脾止泻，理气安胎。用于湿浊中阻，脘痞不饥，脾胃虚寒，呕吐泄泻，妊娠恶阻，胎动不安。

【应用】对于湿阻脾胃引起的食欲不振及呕吐泄泻等症，配白术、陈皮等；对于脾胃气滞、脘腹胀满，配陈皮、厚朴、木香等；对于脾虚气滞，配党参、白术等；用于脾胃虚寒所致的腹痛泄泻，配干姜、熟附子，陈皮等；治胎动不安，配白术、苏梗等；治妊娠恶阻，配半夏、竹茹等。

【用法用量】煎服，3~6g，后下。

【使用注意】阴虚血燥者慎用。

【现代研究】

1. 化学成分

阳春砂含挥发油，油中主要成分为右旋樟脑、龙脑、乙酸龙脑酯、柠檬烯、橙花叔醇等。

2. 提取方法

水蒸气蒸馏法。

3. 药理作用

本品有胃肠保护作用；对红色毛癣菌、须毛癣菌、石膏样小孢子癣菌、金黄色葡萄球菌和粪肠球菌均表现出显著的抑制活性。

草 果
TSAOKO FRUCTUS
《饮膳正要》

本品为姜科植物草果 *Amomum tsao-ko* Crevost et Lemaire 的干燥成熟果实。秋季果实成熟时采收，除去杂质，晒干或低温干燥。

【性味与归经】辛，温。归脾、胃经。

【功能与主治】燥湿温中，截疟除痰。用于寒湿内阻，脘腹胀痛，痞满呕吐，疟疾寒热，瘟疫发热。

【应用】治寒湿偏胜之脘腹痞满胀痛、呕吐泄泻、舌苔油腻，配吴茱萸、干姜、砂仁；治疟疾寒热往来，配常山、知母、槟榔等；治瘟疫发热，配青蒿、黄芩、贯众等。

【用法用量】煎服，3~6g。

【使用注意】阴虚血燥者慎用。

【现代研究】

1. 化学成分

本品主要含 α-蒎烯、β-蒎烯、1,8-桉叶素、对-聚伞花素等化学成分。

2. 提取方法

水蒸气蒸馏法、CO_2超临界流体萃取法。

3. 药理作用

α-蒎烯、β-蒎烯有镇咳祛痰作用；1,8-桉油素有镇痛、解热、平喘等作用。

豆 蔻
AMOMI FRUCTUS ROTUNDUS
《名医别录》

本品为姜科植物白豆蔻 *Amomum kravanh* Pierre ex Gagnep. 或爪哇白豆蔻 *Amomum compactum* Soland ex Maton 的干燥成熟果实。按产地不同分为"原豆蔻"和"印尼白蔻"。

【性味与归经】辛，温。归肺、脾、胃经。

【功能与主治】化湿行气，温中止呕，开胃消食。用于湿浊中阻，不思饮食，胸腹胀痛，食积不消，湿温初起，胸闷不饥，寒湿呕逆。

【应用】治湿阻中焦、脘腹痞满、不思饮食，配藿香、佩兰、陈皮等；脾虚湿阻气滞之胸腹虚胀、食少无力者，配黄芪、白术、人参；治疗脾胃气滞、食积不消、胸腹胀痛，配陈皮、枳实、木香等；治湿邪偏重，配薏苡仁、苦杏仁；治小儿胃寒，吐乳不食，配砂仁、甘草等。

【用法用量】煎服，3~6g，后下。

【使用注意】阴虚血燥者慎用。

【现代研究】

1. 化学成分

本品主要含 1,4-桉叶素、α-樟脑、葎草烯及其环氧化物等化学成分。

2. 提取方法

水蒸气蒸馏法和超声提取法。

3. 药理作用

本品有平喘、芳香健胃、驱风等作用。

广藿香
POGOSTEMONIS HERBA
《名医别录》

本品为唇形科植物广藿香 *Pogostemon cablin* (Blanco) Benth. 的干燥地上部分。枝叶茂盛时采割，日晒夜闷，反复至干。

【性味与归经】辛，微温。归脾、胃、肺经。

【功能与主治】芳香化浊，和中止呕，发表解暑。用于湿浊中阻，脘痞呕吐，暑湿表证，湿温初起，发热倦怠，胸闷不舒，寒湿闭暑，腹痛吐泻，呕吐。

【应用】治湿浊中阻所致的脘腹痞闷、少食作呕、神疲体倦等，配苍术、厚朴等；治湿浊中阻所致呕吐，配半夏、丁香等；治偏湿热者，配黄连、竹茹等；治偏寒湿者，配生姜、白豆蔻等；妊娠呕吐，配砂仁、苏梗等；治脾胃虚弱，配党参、白术等；治暑湿表证，或温湿初起，湿热并重，发热倦怠，胸闷不舒，配黄芩、滑石、茵陈等；治暑月外感风寒，内伤生冷而致恶寒发热、头痛胸闷、腹痛吐泻的寒湿闭暑证，配紫苏、厚朴、半夏等。

【用法用量】煎服，3~10g。

【使用注意】阴虚者禁服。

【现代研究】

1. 化学成分

本品主要含广藿香醇、苯甲醛、丁香油酚、桂皮醛等化学成分。

2. 提取方法

水蒸气蒸馏法。

3. 药理作用

本品能促进胃液分泌，增强消化力，对胃肠有解痉作用；有防腐和抗菌作用。

佩　兰
EUPATORII HERBA
《神农本草经》

本品为菊科植物佩兰 *Eupatorium fortunei* Turcz. 的干燥地上部分。夏、秋二季分两次采割，除去杂质，晒干。

【性味与归经】辛，平。归脾、胃、肺经。

【功能与主治】芳香化湿，醒脾开胃，发表解暑。用于湿浊中阻，脘痞呕恶，口中甜腻，口臭，多涎，暑湿表证，湿温初起，发热倦怠，胸闷不舒。

【应用】治疗湿阻中焦证，配苍术、厚朴、白豆蔻等；治疗暑湿表证，配藿香、荷叶、青蒿等；若湿温初起，配滑石、薏苡仁、藿香等。

【用法用量】煎服，3~10g。

【使用注意】阴虚、气虚者忌服。

【现代研究】

1. 化学成分

本品主要含聚伞花素、乙酸橙花醇酯等化学成分。

2. 提取方法

水蒸气蒸馏法。

3. 药理作用

本品对流感病毒有直接抑制作用。

茵 陈

ARTEMISIAE SCOPARIAE HERBA

《神农本草经》

本品为菊科植物滨蒿 *Artemisia scoparia* Waldst. et Kit. 或茵陈蒿 *Artemisia capillaries* Thunb. 的干燥地上部分。春季幼苗高 6~10cm 时采收或秋季花蕾长成至花初开时采割，除去杂质和老茎，晒干。春季采收的习称"绵茵陈"，秋季采割的称"花茵陈"。

【性味与归经】苦、辛，微寒。归脾、胃、肝、胆经。

【功能与主治】清利湿热，利胆退黄。用于黄疸尿少，湿温暑湿，湿疮瘙痒。

【应用】治身目发黄，小便短赤之阳黄证，配栀子、大黄；黄疸湿重于热者，配茯苓、猪茯苓等；治脾胃寒湿郁滞，阳气不得宣运之阴黄，配附子、干姜；治外感湿温或暑湿，身热倦怠，胸闷腹胀，小便不利，配滑石、黄芩、木通等；用于湿热内蕴之湿疮瘙痒，风痒瘾疹，配黄柏、苦参、地肤子等。

【用法用量】煎服，6~15g。外用适量，煎汤熏洗。

【使用注意】蓄血发黄者及血虚萎黄者慎用。

【现代研究】

1. 化学成分

挥发油中含 β-蒎烯、茵陈二炔烃、茵陈炔酮等化学成分。

2. 提取方法

水蒸气蒸馏法。

3. 药理作用

本品具有显著抗氧化活性等作用。

七、开窍药

开窍药是指凡具辛香走窜之性，以开窍醒神为主要作用，用于治疗闭症、神昏病症的药物。芳香开窍药皆具有辛香走窜之性，以开窍醒神为主要功效。《温病条辨》记载："此芳香化秽浊而利窍，使邪随诸香一齐俱散也。"现代药理证实，芳香开窍药具有抗炎、解热、抗病原体、抗肿瘤、抗溃疡、免疫调节等方面的作用。其中常用的芳香开窍药有以下几种。

石菖蒲
ACORI TATARINOWI RHIZOMA
《神农本草经》

本品为天南星科植物石菖蒲 *Acorus tatarinowii* Schott 的干燥根茎。秋、冬二季采挖，除去须根和泥沙，晒干。

【性味与归经】辛、苦，温。归心、胃经。

【功能与主治】开窍豁痰，醒神益智，化湿开胃。用于神昏癫痫，健忘失眠，耳鸣耳聋，脘痞不饥，噤口下痢。

【应用】治癫痫可用菖蒲；治少小热风痫，兼失心者可用菖蒲；治痰迷心窍可用石菖蒲。

【使用注意】阴虚阳亢，汗多、精滑者慎服。

【现代研究】

1. 化学成分

石菖蒲根茎含挥发油，内有 α-细辛脑、β-细辛脑及 γ-细辛脑、欧细辛脑、顺式甲基异丁香油酚、榄香脂素、细辛醛、δ-荜澄茄油烯、百里香酚、肉豆劳动酸。金钱蒲根茎含挥发油，其中有 α-细辛脑和 β-细辛脑、欧细辛脑、顺式-4-丙烯基藜芦醚、4-烯丙基藜芦醚、榄香脂素、细辛醛、二聚细辛醚、α-荜澄茄油烯和 β-荜澄茄油烯、丁香烯、β-古芸烯、伸缩术烯、橙花叔醇、愈创奥醇、金钱蒲烯酮、1,2-二甲氧基-4-（*E*-3-甲基环氧乙烷基）苯、1,2,4-三甲氧基-5-（*E*-3-甲基环氧乙烷基）苯等。

2. 提取方法

水蒸气蒸馏法。

3. 药理作用

细辛醚能部分地对抗震颤素引起的大鼠实验性帕金森综合征的肌肉震颤。菖蒲挥发油对单突触的膝反射无抑制，但对多突触的屈肌反射呈抑制作用，说明其抗惊作用与眠尔通类相似，系中枢性的肌肉松弛剂，作用部位在脊髓或皮层下。

冰 片
BORNEOLUM SYNTHETICUM
《新修本草》

本品为龙脑香科常绿乔木龙脑香 *Dryobalanops aromatica* Gaertn f. 树干经水蒸气蒸馏

所得的结晶，习称"龙脑片"，又名梅片。现多用合成冰片，又称"机制片"，是用樟脑、松节油等经过化学方法合成，亦称"合成龙脑"。

【性味与归经】辛、苦，微寒。归心、脾、肺经。

【功能与主治】开窍醒神，清热止痛。用于热病神昏、惊厥，中风痰厥，气郁暴厥，中恶昏迷，胸痹心痛，目赤，口疮，咽喉肿痛，耳道流脓。

【应用】消炎止痛，去腐生肌。

【使用注意】孕妇慎用。

【现代研究】

1. 化学成分

冰片含右旋龙脑（borneol）、葎草烯、β-榄香烯、石竹烯等倍半萜化合物，齐墩果酸、麦珠子酸、积雪草酸、龙脑香醇酮、龙脑香二醇酮、古柯二醇等三萜化合物。

2. 提取方法

树脂加工品，或龙脑香的树干经蒸馏冷却而得的结晶。

3. 药理作用

本品有抑菌、抗炎作用。龙脑和异龙脑均能延长小鼠的耐缺氧时间；影响肾上腺素受体活性。

麝 香
MOSCHUS
《神农本草经》

本品为鹿科动物林麝 *Moschus berezovskii* Flerov、马麝 *Moschus sifanicus* Przewalski 或原麝 *Moschus moschiferus* Linnaeus 成熟雄体香囊中的干燥分泌物。野麝多在冬季至次春猎取，猎获后，割取香囊，阴干，习称"毛壳麝香"；剖开香囊，除去囊壳，习称"麝香仁"。家麝直接从其香囊中取出麝香仁，阴干或用干燥器密闭干燥。

【性味与归经】辛，温。归心、脾经。

【功能与主治】开窍醒神，活血通经，消肿止痛。用于热病神昏，中风痰厥，气郁暴厥，中恶昏迷，经闭，癥瘕，难产死胎，胸痹心痛，心腹暴痛，跌扑伤痛，痹痛麻木，痈肿瘰疬，咽喉肿痛。

【应用】治跌打气闭，配北细辛、冰片。

【使用注意】孕妇禁用。

【现代研究】

1. 化学成分

林麝麝香，含有麝午酮、麝午吡啶、雄性激素、胆甾醇及胆甾醇酯等。马麝麝香，含胆甾醇和胆甾醇酯。原麝麝香，主要含有麝香酮、麝香吡啶、羟基麝香吡啶A、羟基麝香吡啶 B 等大分子环酮。另含 5α-雄甾烷-3,17-二酮、5β-雄甾烷-3,17-二酮、3α-羟基-5α-雄甾烷-17-酮、3β-羟基-雄甾-5-烯-17-酮、3α-羟基-5α-雄甾烷-17-酮、雄甾-4-烯-3,17-二酮、雄甾-4,6-二烯-3,17-二酮、5β-雄甾烷-3α-

17β-二醇、3α-羟基-雄甾-4-烯-17β-酮等 10 余种雄甾熔解衍生物。

2. 提取方法

传统的方法是杀麝取香，切取香囊经干燥而得；现代的科学方法是活麝刮香。

3. 药理作用

对中枢神经系统的作用：麝香水剂对戊巴比妥钠麻醉兔有明显唤醒作用，麝香可能通过血脑屏障直接作用于中枢神经系统；能明显延长小鼠在常压环境下的缺氧存活时间；麝香具有神经胶质成熟因子样作用。对心血管系统的影响：麝香 1mg/kg 给予麻醉猫，能使心率加快、血压下降、呼吸频率及深度也有增加。抗炎作用。对平滑肌的作用：麝香能增强异丙肾上腺素等对气管平滑肌的松弛作用。抗早孕作用。麝香水溶性蛋白对体液免疫和细胞免疫有增强作用。抗肿瘤作用。

安息香

BENZOINUM

《新修本草》

本品为安息香科植物白花树 *Styrax tonkinensis*（Pierre）Craib ex Hart. 的干燥树脂。树干经自然损伤或于夏、秋二季割裂树干，收集流出的树脂，阴干。

【性味与归经】辛、苦，平。归心、脾经。

【功能与主治】开窍醒神，行气活血，止痛。用于中风痰厥，气郁暴厥，中恶昏迷，心腹疼痛，产后血晕，小儿惊风。

【应用】治大人小儿卒中风，恶气，配乳香、石菖蒲；治小儿肚痛，曲脚而啼，配沉香、木香、丁香、藿香。

【使用注意】阴虚火旺者慎服。

【现代研究】

1. 化学成分

本品主含树脂约 90%，其成分有 3-桂皮酰苏门树脂酸酯、松柏醇桂皮酸酯、苏合香素、香草醛、桂皮酸苯丙醇酯及游离苯甲酸和桂皮酸等。

2. 提取方法

溶剂萃取法。

3. 药理作用

本品可润肺，对咳嗽、喉咙痛，气喘、气管炎、清痰都有帮助；治疗泌尿感染，可以治疗膀胱炎，帮助尿液流动；调节内分泌，对女性白带、男性的早泄都有用，可促进情欲，消除冷感症；安抚情绪，消除紧张压力，可缓解忧虑、沮丧及悲伤的心情。

苏合香

STYRAX

《名医别录》

本品为金缕梅科植物苏合香树 *Liquidambar orientalis* Mill. 的树干渗出的香树脂经加

工精制而成。

【性味与归经】辛，温。归心、脾经。

【功能与主治】开窍，辟秽，止痛。用于中风痰厥，猝然昏倒，胸痹心痛，胸腹冷痛，惊痫。

【应用】冻疮可用苏合香；治冠心病，心绞痛可用苏合香；治昏厥，小儿惊痫可用苏合香。

【使用注意】阴虚多火者禁用。

【现代研究】

1. 化学成分

苏合香树脂含挥发油，内有α-蒎烯、β-蒎烯、月桂烯、樟烯、柠檬烯、1,8-桉叶素、对聚伞花素、异松油烯、芳樟醇、松油-4-醇、α-松油醇、桂皮醛、反式桂皮酸甲酯、乙基苯酚、烯丙基苯酚、桂皮酸正丙酯、β-苯丙酸、1-苯甲酰基-3-苯基丙炔、苯甲酸、棕榈酸、亚油酸、二氯香豆酮、桂皮酸环氧桂皮醇酯、顺式桂皮酸、顺式桂皮酸桂皮醇酯等。

2. 提取方法

溶剂萃取法。

3. 药理作用

本品可抗血小板聚集。

八、温里药

温里药是以温里祛寒为主要功效，常用以治疗里寒证的一类药物。芳香温里药多具有温中助阳，散寒止痛之功效。《神农本草经百种录》："香者气正，正气盛则除邪辟秽也。"现代药理证实，芳香温里药大多具有解除冠状动脉痉挛，增加心肌血流量的作用。其中常用的芳香温里药有以下几种。

肉 桂
CINNAMOMI CORTEX
《神农本草经》

本品为樟科植物肉桂 *Cinnamomum cassia* Presl 的干燥树皮。多于秋季剥取，阴干。

【性味与归经】辛、甘，大热。归肾、脾、心、肝经。

【功能与主治】补火助阳，引火归原，散寒止痛，温通经脉。用于阳痿宫冷，腰膝冷痛，心腹冷痛，虚寒吐泻，寒疝腹痛，痛经经闭，寒湿痹痛，阴疽流注，肾虚作喘，虚阳上浮，眩晕目赤。

【应用】治肾阳不足，命门火衰的阳痿宫冷，腰膝冷痛，滑精遗尿，夜尿频多，配附子、熟地黄、山茱萸等；治胸阳不振，寒邪内侵之胸痹心痛，配附子、干姜、川椒等；治冲任虚寒，寒凝血滞之闭经、痛经，配当归、川芎、小茴香等；治风寒湿痹，配独活、桑寄生、杜仲等；治元阳亏虚，虚阳上浮所致的眩晕目赤、面赤、虚喘、汗出、心悸、失眠、脉微弱者，配山茱萸、五味子、牡蛎等。

【用法用量】煎服，1~5g，宜后下或焗服；研末冲服，每次1~2g。

【使用注意】阴虚火旺，里有实热，有出血倾向者及孕妇慎用。不宜与赤石脂同用。

【现代研究】

1. 化学成分

本品含桂皮醛、乙酸桂皮酯、乙酸苯丙酯。

2. 提取方法

CO_2超临界流体萃取法、水蒸气蒸馏法。

3. 药理作用

本品有杀菌、镇静、镇痛、解热、抗惊厥等作用。

丁 香
CARYOPHYLLI FLOS
《雷公炮制论》

本品为桃金娘科植物丁香 *Eugenia caryophyllata* Thunb. 的干燥花蕾。当花蕾由绿色转红时采摘，晒干。

【性味与归经】辛，温。归脾、胃、肺、肾经。

【功能与主治】温中降逆，补肾助阳。用于脾胃虚寒，呃逆呕吐，食少吐泻，心腹冷痛，肾虚阳痿，宫冷。

【应用】治虚寒呕逆，配柿蒂、人参、生姜等；治脾胃虚寒之吐泻、食少，配白术、砂仁等；治疗胸痹心冷痛，配附子、薤白、川芎等；胃寒脘腹冷痛，配干姜、高良姜、延胡索等。

【用法用量】煎服，1~3g，或研末外敷。

【使用注意】不宜与郁金同用。

【现代研究】

1. 化学成分

本品主要含丁香油酚、乙酰丁香油酚、丁香烯醇、庚酮、水杨酸甲酯、α-丁香烯、胡椒酚、苯甲醇、苯甲醛等化学成分。

2. 提取方法

CO_2超临界流体萃取法、水蒸气蒸馏法。

3. 药理作用

本品有抗真菌、驱虫、健胃和平喘等作用。

吴茱萸
EUODIAE FRUCTUS
《神农本草经》

本品为芸香科植物吴茱萸 *Euodia rutaecarpa*（Juss.）Benth.、石虎 *Euodia rutaecarpa*

（Juss.）Benth. var. *officinalis*（Dode）Huang 或疏毛吴茱萸 *Euodia rutaecarpa*（Juss.）Benth. var. *bodinieri*（Dode）Huang 的干燥近成熟果实。8~11 月果实尚未开裂时，剪下果枝，晒干或低温干燥，除去枝、叶、果梗等杂质。

【性味与归经】辛、苦，热；有小毒。归肝、脾、胃、肾经。

【功能与主治】散寒止痛，降逆止呕，助阳止泻。用于厥阴头痛，寒疝腹痛，寒湿脚气，经行腹痛，脘腹胀痛，呕吐吞酸，五更泄泻。

【应用】配伍黄连，可用于清肝和胃，治肝火；配伍人参、生姜、大枣，可用于治呕而胸满，及干呕吐涎沫，头痛。

【用法用量】煎服，2~5g。外用适量。

【使用注意】本品辛热燥烈，易耗气动火，故不宜多用、久服。阴虚有热者忌用。孕妇慎用。

【现代研究】

1. 化学成分

本品主要含吴茱萸烯、罗勒烯、吴茱萸内酯、吴茱萸内酯醇等化学成分。

2. 提取方法

CO_2超临界流体萃取法、水蒸气蒸馏法。

3. 药理作用

本品有镇痛等作用。

小茴香
FOENICULI FRUCTUS
《新修本草》

本品为伞形科植物茴香 *Foeniculum vulgare* Mill. 的干燥成熟果实。秋季果实初熟时采割植株，晒干，打下果实，除去杂质。

【性味与归经】辛，温。归肝、肾、脾、胃经。

【功能与主治】散寒止痛，理气和胃。用于寒疝腹痛，睾丸偏坠，痛经，少腹冷痛，脘腹胀痛，食少吐泻。

【应用】治寒疝腹痛，配乌药、青皮、高良姜；治肝气郁滞，睾丸偏坠胀痛，配橘核、山楂等；治肝经受寒之少腹冷痛，或冲任虚寒之痛经，配当归、川芎、肉桂等；治胃寒气滞之脘腹胀痛，配高良姜、香附、乌药等；治脾胃虚寒，脘腹胀痛，呕吐食少，配白术、陈皮、生姜等。

【用法用量】煎服，3~6g。外用适量。

【使用注意】阴虚火旺者慎用。

【现代研究】

1. 化学成分

本品主要含反式-茴香脑、柠檬烯、小茴香酮、爱草脑、γ-松油烯、α-蒎烯、月桂烯、β-蒎烯、樟脑、樟烯、甲氧苯基丙酮及香桧烯、α-水芹烯、对-聚伞花素、1,8-桉叶油素、4-松油醇、反式-小茴香醇乙酸酯、茴香醛等化学成分。

2. 提取方法

CO_2超临界流体萃取法、水蒸气蒸馏法。

3. 药理作用

本品具有抗菌作用，尤其针对真菌孢子、鸟型结核杆菌、金黄色葡萄球菌有显著作用。

艾 叶
ARTEMISIAE ARGYI FOLIUM
《名医别录》

本品为菊科植物艾 *Artemisia argyi* Lévl. et Vant. 的干燥叶。夏季花未开时采摘，除去杂质，晒干。

【性味与归经】辛、苦，温；有小毒。归肝、脾、肾经。

【功能与主治】温经止血，散寒止痛，调经，安胎；外用祛湿止痒。用于吐血，衄血，崩漏，月经过多，少腹冷痛，经寒不调，宫冷不孕，脘腹冷痛，胎动不安，胎漏下血，皮肤瘙痒。

【应用】治血热妄行之出血证，配生地黄、生荷叶、生柏叶；用于下焦虚寒月经不调，经行腹痛，宫冷不孕，带下清稀等，配香附、吴茱萸、当归；治胎动不安，胎漏下血，配阿胶、桑寄生等。

【用法用量】煎服，3~9g。外用适量，供灸治或熏洗用。醋艾炭温经止血，用于虚寒性出血，其余生用。

【使用注意】阴虚血热者及宿有失血病者慎用。

【现代研究】

1. 化学成分

本品主要含1,8-桉叶精、α-侧柏酮、α-水芹烯、β-丁香烯、莰烯、樟脑、藏茴香酮、反式苇醇等化学成分。

2. 提取方法

CO_2超临界流体萃取法、水蒸气蒸馏法。

3. 药理作用

本品有利胆、抗过敏等作用。

益智仁
ALPINIAE OXYPHYLLAE FRUCTUS
《本草拾遗》

本品为姜科植物益智 *Alpinia oxyphylla* Miq. 的干燥成熟果实。夏、秋间果实由绿变红时采收，晒干或低温干燥。

【性味与归经】辛，温。归脾、肾经。

【功能与主治】暖肾固精缩尿，温脾止泻摄唾。用于肾虚遗尿，小便频数，遗精白浊，脾寒泄泻，腹中冷痛，口多唾涎。

【应用】治疗梦遗滑精，配乌药、山药等；治疗脾胃虚寒，脘腹冷痛，呕吐泄利，配川乌、干姜、青皮等。

【用法用量】煎服，3~10g。

【使用注意】阴虚火旺或因热而患遗滑崩带者忌服。

【现代研究】

1. 化学成分

本品主要含桉油精、姜烯、姜醇等化学成分。

2. 提取方法

CO_2超临界流体萃取法、水蒸气蒸馏法。

3. 药理作用

本品有较好的抑菌活性。

九、其他芳香植物类

玫　瑰
ROSA CENTIFOLIA

本品为蔷薇科摩洛哥千叶玫瑰 *R. centifolia* 的花，其花大而香甜，呈粉色或淡玫瑰红、紫色。其净油呈橘黄色或黄褐色。

【分布】栽培的玫瑰原产于波斯北部。*R. centifolia* 到处都有种植，但主要在普罗旺斯、土耳其、突尼斯和埃及。浸膏、净油、精油主要来自摩洛哥。法国、意大利和中国也生产大量净油。

【气味】中音符。甜、浓郁，具玫瑰味、花香味。

【作用】活血散瘀，理气解郁，祛风除湿。

【应用】

1. 缓解痛经、经期延长、闭经、绝经、痛性痉挛等症状。

2. 治疗哮喘、痉挛性咳嗽、鼻窦炎、枯草热等。

3. 治疗失眠、月经前期紧张。

4. 治疗皮肤湿疹、过敏、发红等。

【使用禁忌】孕妇慎用。

【现代研究】

1. 化学成分

本品含苯乙醇（63%）、香茅醇（18%~22%）、香叶醇、橙花醇、麝香草醇（合欢醇）、丁香酚、硬脂脑等化学成分。

2. 提取方法

水蒸气蒸馏法和溶剂提取法。

3. 药理作用

本品有抗抑郁、消炎、抗微生物、杀细菌、抗病毒、通经、止血、治肝病、缓泻、麻醉、镇静作用。

【精油配伍】可与许多种精油调配，特别是橙花精油、茉莉精油、广藿香精油、檀香精油、乳香精油、安息香精油、丁香花苞精油、薰衣草精油、快乐鼠尾草精油、甜茴精油、鼠尾草精油等。

薰衣草
LAVANDULA ANGUSTIFOLIA（L. OFFICINALIS）

本品为唇形科薰衣草属薰衣草 *Lavandula angustifolia* Mill. 的全草，又名香水植物、灵香草、香草、黄香草、拉文德。其叶呈淡绿色，窄细，呈线型，穗状花序，紫罗兰色。薰衣草根据成分不同分为真正薰衣草（狭叶薰衣草）、穗花薰衣草、头状薰衣草、醒目薰衣草等。

薰衣草精油被认为是芳香疗法中的万用精油，其精油呈淡黄色。值得注意的是，不同种类的薰衣草因其化学成品不同往往会呈现不同的功效，如在真正薰衣草、醒目薰衣草、穗花薰衣草及头状薰衣草等四大品种中，只有真正薰衣草具有安神功效。因为真正薰衣草中含有40%~50%的酯（乙酸沉香酯）和30%~40%的单萜烯醇（沉香醇），而乙酸沉香酯具有安抚镇定作用，沉香醇则可以降低肾上腺素，抗焦虑，减轻压力。

【分布】原产于地中海地区和阿尔卑斯山下游，但在很多国家有栽培。精油主产于法国、西班牙、保加利亚、克罗地亚、英国、中国新疆伊犁。

【气味】高音符。带有水果味、草味、花香味、木质味和香脂味。

【作用】宁心安神，活血通经，祛风除湿。

【应用】

1. 缓解神经系统的精神紧张、失眠、神经痛、头痛、偏头痛、坐骨神经痛。
2. 治疗闭经、月经前期紧张、痛经；缓解肌肉疼痛、扭伤、风湿痛。
3. 治疗痤疮、湿疹、皮炎、炎症、虱子、疥疮等皮肤类疾病。
4. 治疗高血压、哮喘、泌尿系感染等疾病。
5. 用于烧伤、烫伤、咬伤、螫伤、挫伤、晒伤等日常应急处理。

【现代研究】

1. 化学成分

本品含乙酸沉香酯（40%）、芳樟醇、薰衣草醇、乙酸薰衣草酯、松油醇、桉油酚、柠檬烯、罗勒烯、丁子香烯。海拔高的地区，精油所含的酯类比较高。销售时，其酯类含量是判断质量的主要指标。

2. 提取方法

水蒸气蒸馏法。提取部位为鲜花。

3. 药理作用

本品有止痛、抗抑郁、抗惊厥、抗炎、抗微生物、抗风湿、防腐抗菌、解痉、抗毒素、驱风排气、醒脑、利胆、促胆汁分泌、结瘢、细胞防御、除臭、利尿、通经、降压、神经镇定、驱虫、发赤、镇静、兴奋、发汗、补益、疗疮的作用。

【精油配伍】

1. 与草药类精油如罗勒、迷迭香、马郁兰、百里香、快乐鼠尾草、鼠尾草、胡椒欧薄荷、天竺葵、伊兰、德国及罗马甘菊、橙叶、玫瑰、橙花等调配。

2. 与柑橘类精油调配，特别是柠檬、佛手柑、酸柚等。

3. 与柠檬香茅、尤加利、杜松实、丝柏、黑胡椒、姜、丁香花苞等精油调配。

迷迭香

ROSMARINUS OFFICINALIS

本品为唇形科迷迭香（Rosmarinus officinalis），针形常绿叶植物，有刺，呈银绿色，有香味和轻微的樟脑样刺激性精油气味。小花呈浅蓝色。其精油呈无色或淡黄色。

【分布】原产于地中海地区，现在世界各地均有种植。主要在法国、西班牙、突尼斯、克罗地亚。法国的精油被认为质量最好。

【气味】中音符。浓郁、草本样、清新、木质香味，带有薰衣草样味道。尾香木质味、干燥、草药味。

【作用】镇静安神，醒脑，收湿敛疮，行气止痛。

【应用】

1. 用于改善痤疮、油性皮肤、脂溢性皮炎、头皮屑和头皮（压力性脱发）问题。

2. 改善循环功能差，升高血压；缓解肌肉疼痛，痉挛，关节痛，风湿痛。

3. 治疗哮喘、支气管炎；缓解急腹痛、肠胃胀气。

4. 治疗闭经、痛经；利尿、刺激循环，改善体液潴留。

5. 缓解压力、疲惫、偏头痛、头痛（因酗酒引起的头痛等疾病）、慢性疲劳。

【使用禁忌】妊娠禁用，癫痫患者禁用。

【现代研究】

1. 化学成分

本品主要含 α-蒎烯、β-蒎烯、樟脑萜、柠檬烯、桉油酚、樟醇（龙脑）、樟脑、丁（子）香烯、芳樟醇、松油醇、辛酮、乙酸冰片酯。

2. 提取方法

新鲜的花和叶子通过水蒸气蒸馏提取精油。有时也用干燥的叶子提取。在西班牙，整个地上部分被用于提取精油，油的质量差，有强烈的樟脑样味道。

3. 药理作用

本品有抗微生物、抗风湿、抗脂溢性皮炎、解痉、止痛醒脑、利胆、杀真菌、升压、神经镇静、杀虫等作用。

【精油配伍】

1. 与草药类精油调配，如薰衣草、百里香、鼠尾草、罗勒、欧薄荷、马郁兰。

2. 与天竺葵、柠檬草、白松香、杜松实、黑胡椒、蓝桉树调配。

3. 与柑橘类精油调配，如柠檬、葡萄柚、佛手柑、酸柚。

百里香
THYMUS VULGARIS

本品为唇形科百里香属百里香 *Thymus vulgaris* L. 的地上枝叶和花，多年生草本植物，带木质须根，茎多而硬，有分枝。叶子小而窄，椭圆形，灰/绿色，成对生长。分枝末端为轮生花序，呈淡紫或白色。植株芳香，有辣味。红色百里香精油呈褐色或红褐色，由于非挥发性物质的存在，精油外观上常出现云雾状；白色百里香精油呈浅黄色。原始蒸馏出来的是红色的百里香，白色的百里香是精加工的产品，常常有掺假。

【分布】原产于西班牙和地中海地区。精油主产地在西班牙和法国、以色列、希腊、摩洛哥、阿尔及利亚。

【气味】高音符。头香尖锐（穿透力强）、温暖、草药味；体香为草药味、香辣带有香膏质味；尾香温暖而香辣。

【作用】祛风止咳，健脾行气，通淋止痛，透疹止痒。

【应用】

1. 治疗受风感冒头痛、咳嗽、百日咳。

2. 治疗消化不良和呕吐腹泻，缓解脘腹疼痛、肌肉疼痛。

3. 减轻小便涩痛。

4. 治疗湿疹瘙痒和疮痈肿痛。

【使用禁忌】妊娠期禁用，因为含有苯酚。

【现代研究】

1. 化学成分

本品主要含百里酚和香芹酚（达到60%）、百里香素、对伞花烃、樟醇、芳樟醇、樟脑萜、香叶醇、柠檬醛、侧柏醇等化学成分。

2. 提取方法

水蒸气蒸馏法。

3. 药理作用

本品有抗微生物（杀细菌、真菌、寄生虫）、抗菌（肠、肺、生殖-泌尿系统）、抗氧化、抗毒素、抗风湿、解痉、止咳、利尿、通经、化痰、升压、镇定等作用。

德国洋甘菊
MATRICARIA RECUTITA (MATRICARIA CHAMOMILLA)

本品为菊科母菊属德国洋甘菊 *Matricaria recutita* L. （*M. chamomilla* L.）的花蕾和初开的花，一年生草本植物，茎有分枝，羽状叶子，雏菊样白花，香气浓郁，与罗马甘菊香气相似。其精油呈墨蓝色、略黏稠，久置后呈灰/绿色。

【分布】原产于欧洲和亚洲西北部，澳大利亚和北美有移植，匈牙利和埃及有栽种。在欧洲夏季收割，埃及冬季收割。精油主产于匈牙利、保加利亚、埃及、阿根廷。

【气味】中音符，温暖的苹果样香味及青草味。

【作用】解毒疗疮，健胃除胀，通经止痛。

【应用】

1. 改善痤疮、皮炎、湿疹，舒缓炎性皮肤、敏感皮肤。

2. 治疗消化不良、急腹痛、结肠炎、肠胃胀气。

3. 缓解痛经、绝经。

4. 缓解肌肉关节疼痛。

5. 缓解慢性疲劳。

【现代研究】

1. 化学成分

本品主要含 α-甜没药萜醇、蓝香油烯、麝子油烯、（甜）没药醇氧化物等化学成分。

2. 提取方法

水蒸气蒸馏法。

3. 药理作用

本品有抗炎、抗微生物（杀细菌、真菌）、止痛、利胆、镇静等作用。

【精油配伍】

1. 与罗马甘菊、玫瑰、橙花油、伊兰、茉莉调配。

2. 与薰衣草、天竺葵、马郁兰、快乐鼠尾草、广藿香、安息香、佛手柑、柠檬调配。

罗马洋甘菊

ANTHEMIS NOBILIS（CHAMAEMELUM NOBILE）

本品为菊科菊属罗马洋甘菊（真正的甘菊）*Anthemis nobilis* L. ［*Chamaemelum nobile*（L.）*All.*］的花蕾和初开的花，多年生草本植物，茎多分枝，有绒毛，蔓生，羽状叶，雏菊样的白花，整个植株芳香浓郁，类似苹果香味。其精油呈淡蓝色到蓝绿色流体；暴露在日光或空气中，变成黄色或褐色；陈油呈淡黄色。

【分布】种植于英格兰、比利时、匈牙利、法国、意大利、美国、智利。精油主产于匈牙利、法国、意大利、智利。

【气味】中音符，头香浓郁，水果味（苹果味）；体香甜而有草质味；尾香温暖带有草药味。

【作用】解毒敛疮，理气健胃，通经止痛。

【应用】

1. 治疗痤疮、皮炎、湿疹。

2. 健胃，排气，促进消化，解痉，治疗肠胃气胀、急腹痛。

3. 缓解神经痛（如坐骨神经）、偏头痛、头痛、神经痛。

4. 缓解痛经。

【现代研究】

1. 化学成分

本品主要含酯（85%）类成分、巴豆酸酯、蒎烯、麝香草醇（合欢醇）、蓝香油烯、松油酮、桉油酚等。

2. 提取方法

水蒸气蒸馏法。

3. 药理作用

本品有止痛、消炎、防腐杀菌、解痉等作用。

【精油配伍】

1. 与草药类精油调配，如薰衣草、快乐鼠尾草、胡椒、欧薄荷、天竺葵。

2. 与柑橘类精油调配，如佛手柑、甜柑橘、蜜橘。

3. 与花香类精油调配，如橙花、茉莉、玫瑰。

4. 与香料类精油调配，如黑胡椒、丁香、肉桂等。

罗 勒

OCIMUM BASILICUM

本品为唇形科罗勒属罗勒 *Ocimum basilicum* L. 的茎叶和花序，一年生植物，带侧枝，叶子卵圆形，锯齿状。花轮生，黄白色或粉色。整个植株体密被细毛，带有香气。其精油呈无色至淡黄色或绿色。

【分布】原产于亚洲、非洲。欧洲有栽培。精油主要产地是法国、意大利、埃及。

【气味】高音符。清淡、草味、樟脑样、甜香。尾香带有茴香味、温暖、有草药味。

【作用】祛风解表，芳香健胃，温经止痛，提神醒脑。

【应用】

1. 治疗各种呼吸道感染。

2. 缓解胃痉挛。

3. 缓解闭经、痛经、绝经和经前紧张。

4. 治疗头疼和偏头痛。

5. 舒缓压力，振奋情绪，改善忧郁。

6. 改善松垮、老化皮肤，清洁皮脂，预防粉刺，滋养皮肤。

【使用禁忌】妊娠禁用。

【现代研究】

1. 化学成分

本品主要含芳樟醇（40%~45%）、胡椒酚甲醚（23%~24%）、甲基丁香酚、柠檬烯、香茅醇、桉油酚、乙酸冰片酯、罗勒烯等化学成分。

2. 提取方法

开花植株的地上部分用蒸汽蒸馏法提取。有时先将其晾干再进行提取。

3. 药理作用

本品有抗抑郁、抗菌、解痉、排气、醒脑、助消化、通经、化痰、解热、催乳、神经镇定作用。

【精油配伍】

1. 与草本精油调配，例如快乐鼠尾草、薰衣草、迷迭香、百里香。

2. 与柑橘油类调配，例如佛手柑、柠檬、酸柚、葡萄柚、橙叶、橙花油。

3. 与天竺葵、尤加利、黑胡椒、白松香调配。

【注意】罗勒含胡椒酚甲醚（雌二醇），其本身并没有致癌性，但可能在体内代谢过程中通过细胞色素 P450 产生了"1′-hydroxyestragole"的致癌代谢产物，并出现在皮肤中而对人类产生致癌作用。将这种化合物大剂量使用于实验动物身上会导致肝癌。

同时需要注意的是，胡椒酚甲醚比重占 85% 的罗勒油，很可能是外来品种的罗勒（COMORAN BASIL，REUNION BASIL）——这种化学型中胡椒酚甲醚的含量要比法国罗勒的高得多，法国罗勒只含有 23%~24%。在芳香疗法中不能用胡椒酚甲醚含量高的品种的罗勒。

马郁兰
ORIGANUM MARJORANA

本品为唇形科马郁兰 *Origanum majorana* L. （*Majorana hortensis* Moench. ）带花序的茎叶，草本植物，不耐严冬，茎部多毛，叶片卵圆形，墨绿色，小白花成簇开放。整个植株都有香气。其净油呈无色或淡黄色或淡琥珀色。

【分布】原产于地中海地区（葡萄牙）。广泛种植于法国、突尼斯、摩洛哥、埃及、保加利亚、匈牙利。精油主要产于法国、西班牙、埃及、匈牙利。

【气味】中音符。黏滞、樟脑样、香辣、木质、温暖的草本味道。

【作用】调经通经，祛湿止痛，行气消积，镇静定神。

【应用】

1. 治疗痛经和闭经。

2. 缓解头痛，镇静。

3. 缓解哮喘、支气管炎、支气管感染、充血。

4. 治疗消化不良、急腹痛、肠胃胀气、便秘。

5. 治疗偏头痛、头痛、失眠，缓解神经紧张、压力、激动、焦虑。

【使用禁忌】怀孕期间勿用，勿泡澡而过度刺激皮肤。

【现代研究】

1. 化学成分

本品主要含松油烯、松油醇、桧萜、芳樟醇、香芹酚、乙酸芳樟酯、罗勒烯、杜松烯、香叶醇乙酸酯、柠檬醛等化学成分。

2. 提取方法

干燥的开花植株的叶子和花蕾通过水蒸气蒸馏法提取。

3. 药理作用

本品有止痛、抗菌（抗病毒、杀细菌、真菌）、解痉、助消化、利尿、通经、降压、缓泻、神经镇定、镇静、舒张血管作用。

【精油配伍】

1. 与其他的草本类精油调配，如快乐鼠尾草、鼠尾草、薰衣草。

2. 精油调配欧薄荷、百里香、迷迭香、罗勒。

3. 调配蓝桉树，松、茶树。

茶 树
MELALEUCA ALTERNIFOLIA

本品为桃金娘科白千层树 *Melaleuca alternifolia* L. 的叶片和嫩梢，叶子狭窄、有绒毛、鲜绿色。其精油呈清晰透明至浅黄色。

【分布】主要在新威尔士南部（澳大利亚），特别是 Richmond 河流域，Lismore 镇。

【气味】中音符清新、香辣、樟脑样、桉油样、稍微潮湿的精油气味。

【作用】敛疮生肌，止咳平喘，止痛杀毒，补益。

【应用】

1. 改善痤疮、油性皮肤、皮炎、疹、痒、脚气、癣和其他的皮肤感染（包括疥疮、昆虫咬伤、溃疡、疣、疱疹、鹅口疮、烧伤和晒伤）。

2. 治疗伤风感冒、咳嗽、哮喘、支气管炎、卡他、鼻窦炎。

3. 改善痛经。

4. 治疗阴道感染、生殖泌尿系感染。

5. 提高免疫力。

【现代研究】

1. 化学成分

本品主要含萜品-4-醇（最低 30%）、桉油酚、松油二环烯（蒎烯）、松油烯、百里香素、倍半萜、倍半萜烯醇和其他的成分。四种仅见于茶树油的成分为绿花烯（1%）、β-松油醇（0.24%）、L-松油醇（微量）和己酸丙烯酮（微量）。

2. 提取方法

蒸汽蒸馏方法。

3. 药理作用

本品有抗炎、抗微生物（细菌、真菌、病毒）、防腐、杀寄生虫、疗创等作用。

【精油配伍】与蓝桉树、迷迭香、马郁兰、欧薄荷、柠檬、佛手柑、酸柚、薰衣草、天竺葵、德国和罗马甘菊、松树、丁香花苞、肉桂叶、黑胡椒、姜相配使用。

蓝桉树
EUCALYPTUS GLOBULUS VAR . GLOBULUS

本品为桃金娘科桉属蓝桉 *Eucalyptus globulus* Labill. 的叶和枝梢，高大常绿树，幼龄树叶子蓝/绿色，卵圆形，长大后叶子为长而窄的披针形，黄或绿色。其净油呈无色或淡黄色，年数久的呈黄色。

【分布】原产于澳大利亚，种植于西班牙、葡萄牙、巴西、南非、美国（加利福尼亚）、智利、中国、俄罗斯。精油现在主要分布于中国、西班牙、葡萄牙、安迪斯山脉。

【气味】高音符。强烈、刺激、樟脑样精油气味（桉油酚）、木质味。尾香难以分辨。

【作用】祛风解表，祛湿止痛，利尿。

【应用】

1. 治疗呼吸道感染、充血、卡他、鼻窦炎、鼻炎、支气管炎。

2. 治疗肌肉和关节疼痛、扭伤、风湿痛、类风湿关节炎、坐骨神经痛。

3. 治疗头痛和神经痛。

4. 治疗尿道感。

5. 提高免疫力。

【现代研究】

1. 化学成分

本品主要含桉油酚（70%~85%），松油二环烯（蒎烯）、柠檬烯、百里香素、水芹烯、松油烯、香橙烯；类单萜、类倍半萜、醛（组成非常复杂）等化学成分。

E. radiata (narrow leaved eucalyptus)：化学组成复杂化学成分［桉油酚（70%），一帖类和类单萜、氧化物］，属性与 E. globulus 相似，特别适用于鼻窦炎和上呼吸道感染。单独使用 E. radiata，或者与迷迭香调配使用效果优。

E. smithii (gully gum)：主要是一帖类；α-蒎烯、柠檬烯、对伞花烃；类单萜、桉油酚（72%）。属性与 E. globulus 相似，是非常好的黏液溶解剂。适用于儿童及慢性呼吸系统问题。有水果柠檬精油气味（化学型柠檬烯）。

E. citriodora (lemon scented eucalyptus)：主要是香茅醛（80%~95%），因为没有桉油酚，不能代替 E. globulus。有杀昆虫作用。

2. 提取方法

水蒸气蒸馏法。

3. 药理作用

本品有止痛解痉、止卡他、抗炎、抗微生物（细菌、真菌、病毒）、抗寄生物、抗风湿、抗腐、收敛、除臭、利尿、化痰、退热等作用。

【精油配伍】

1. 与草药类精油调配，例如罗勒、薰衣草、迷迭香、马郁兰、快乐鼠尾草、鼠尾草、百里香。

2. 与雪松、松树、酸柚、杜松实、黑胡椒、丝柏、天竺葵、桃金娘等调配。

【注意】此精油外用无毒性，无刺激性（皮肤可用到 5% 的浓度），无致敏性。而内服有毒，大剂量可以刺激肾脏，通过作用于髓质造成明显的中枢神经系统抑郁。

丝 柏
CUPRESSUS SEMPERVIRENS

本品为柏科柏属丝柏 *Cupressus sempervirens* L. 的针叶、小树枝和球果，高大常绿树，开小花，果实为松果。其净油呈淡黄色或浅橄榄绿色，流动黏滞液体。

【分布】地中海地区及法国、意大利、科西嘉岛、萨丁尼亚（岛）、西西里（岛）、西班牙、葡萄牙、摩洛哥、英格兰、巴尔干半岛。精油主产于法国，另外还有西班牙、摩洛哥。

【气味】低音符。樟脑样、树脂样、烟味、木质味、松柏类精油气味。尾香为香脂样。

【作用】宣肺平喘，收湿敛疮，解痉止痛。

【应用】

1. 治疗哮喘。

2. 调理油性皮肤、虚肿、毛细血管破裂、皮肤发红。

3. 减少液体潴留、蜂窝织炎。

4. 改善循环功能差、静脉曲张、痔疮。

5. 减轻肌肉痉挛和风湿痛。

【现代研究】

1. 化学成分

本品主要含萜类成分，其中包括 α-蒎烯、γ-3-蒈烯、樟脑萜、柠檬烯、百里香素、枞油烯、桧萜醇、松油烯-4-醇等。

2. 提取方法

水蒸气蒸馏法。

3. 药理作用

本品有止痛、抗风湿、抗菌、止汗、收敛、除臭、利尿、血管收缩等作用。

【精油配伍】

1. 与木质精油调配，如雪松、松油、檀香、杜松实。

2. 与草药类精油调配，如薰衣草、快乐鼠尾草、马郁兰、迷迭香。

3. 与柑橘类精油调配，如柠檬、葡萄柚、酸柚、佛手柑、橙。

4. 与其他如天竺葵、安息香、蓝桉树调配。

佛手柑
CITRUS BERGAMIA（CITRUS AURANTIUM BERGAMIA）

本品为芸香科柑橘属佛手柑 *Citrus bergamia* Riosso et Poit 成熟果的果皮，幼果为绿色，成熟后变为黄色。其净油呈黄色至绿褐色，时间久的精油可能呈橄榄绿色。若精油呈亮绿色，可能是放置时间久，含有铜或是被人工调色。

【分布】意大利的卡拉布里亚区和科特迪瓦、西非和南美有栽培。佛手柑是小柑橘类植物，结小而圆的果实，绿色，成熟后变为黄色。

【气味】高音符。头香新鲜、穿透力强，柑橘味；体香为略甜的草药味，带有香脂味道，尾香含蓄。

【作用】止痛解痉，行气开胃，疏肝解郁，收湿敛疮。

【应用】

1. 治疗支气管炎、喉咙痛。

2. 治疗食欲差、消化不良、肠胃胀气、便秘。

3. 改善焦虑、忧郁、紧张。

4. 治疗痤疮、疹、皮炎、湿疹。

5. 治疗泌尿生殖道感染、膀胱炎。

【现代研究】

1. 化学成分

本品含乙酸芳樟酯（30%~60%）、芳樟醇（达到22%）、醇类（松油醇、松油烯-4-醇、香叶醇、香橙醇）、醛（柠檬醛、香茅醛）、萜类［柠檬烯、对伞花烃、松油二环烯（蒎烯）、（甜）没药烯］。

2. 提取方法

冷压法，即将成熟果实的新鲜外皮压榨获得精油。而含有佛手内酯的佛手柑精油可以用水蒸气蒸馏提纯。

3. 药理作用

本品有解痉止痛、抗抑郁、止痒、抗菌（肺和尿道）、助消化、利尿、解热、缓泻作用。

【精油配伍】

1. 与草药类精油调配，例如薰衣草、罗勒、快乐鼠尾草。

2. 与花类精油调配，例如茉莉、柑橘花、天竺葵、伊兰、罗马甘菊。

3. 与柑橘类精油调配，如柠檬、酸柚、蜜橘、葡萄柚。

4. 与檀香、雪松、杜松实、丝柏、蓝桉树调配。

雪 松
CEDRUS ATLANTICA

本品为松科雪松属雪松 *Cedrus atlantica* 的枝和叶，高大的多年生常绿树，因含有挥发油而充满香气。其净油呈从黄色到琥珀色不等，稍有黏性。

【分布】雪松原产于摩洛哥，主要在阿尔及利亚阿特拉斯（Atlas）山。芳香的木材中含有相对较多的精油。

【气味】中音符。木质味、温热、樟脑味的头香和体香。尾香木质味、干燥、香膏味持久。

【作用】收湿止痒，化痰止咳。

【应用】

1. 治疗瘙痒、湿疹、真菌感染，减轻脂溢性皮炎、损伤性脱发、减少头皮屑。

2. 治疗支气管炎、黏膜炎、充血。

3. 改善油性皮肤。

【使用禁忌】孕妇慎用。

【现代研究】

1. 化学成分

本品含大西洋（萜）酮、丁（子）香烯、雪松醇、杜松油烯。

2. 提取方法

水蒸气蒸馏法。

3. 药理作用

本品有抗菌、抗皮脂分泌、收敛、刺激血液循环、补益、利尿、祛痰、黏液溶解、镇静作用。

【精油配伍】

1. 与木质精油调配，如丝柏、檀香。

2. 与花类精油如茉莉、橙花油、伊兰等调配。

3. 与香料类精油如丁香花苞、肉桂叶、姜等调配。

4. 与薰衣草、杜松实、佛手柑、乳香、安息香、岩兰草油等调配。

檀　香

SANTALUM ALBUM

本品为檀香科檀香属檀香 *Santalum album* L. 的根和树干木质部，高大的常绿树，高可达 20~30m。外表面灰黄色或黄褐色，光滑细腻，枝条修长弯垂，叶为椭圆形，薄革质，花小而多。其精油呈略黏稠的淡黄色。

【分布】精油主产于印度、印度尼西亚的山地（尤其是望加西地区）和中国台湾。

【气味】低音符。精油（没有高音符成分）有微弱但持久的香脂味道、甜味、木质味、油腻黏滞的精油气味，有些也可能存在尿味。

【作用】收湿敛疮，止咳利咽，利尿通淋，镇静安神，止痛。

【应用】

1. 改善痤疮、干性、皲裂及油性皮肤。

2. 治疗支气管炎、鼻塞、哮喘、干咳、喉咙肿痛。

3. 治疗恶心腹泻、泌尿系感染和液体潴留。

4. 缓解压抑、焦虑、神经紧张。

5. 治疗失眠。

6. 缓解肌肉疼痛。

【现代研究】

1. 化学成分

本品含檀香醇（至少90%）、倍半萜（6%），例如檀烯、檀香萜、姜黄烯、檀油醇、龙脑、檀香酮。

2. 提取方法

水蒸气蒸馏法。

3. 药理作用

本品有抗抑郁、消炎、抗菌（泌尿系统和肺）、杀真菌、祛风解痉、收敛、利尿、化痰、镇静作用。

【精油配伍】

1. 与茉莉、玫瑰、伊兰、天竺葵调配。

2. 与丁香花苞、姜、黑胡椒、安息香、乳香、岩兰草、紫檀、广藿香调配。

3. 与柑橘类精油如柠檬、佛手柑、蜜橘、酸柚等调配。

【注意】其他能产生"檀香"的物种：

1. 澳大利亚檀香，精油气味和东印度的檀香很像，但是不含香膏脂的味道。它含有 90% 的倍半萜烯醇，将价格降低了三分之二，主要用作中国的焚香，而不能作为东印度檀香的替代品。

2. "西印度"檀香，精油气味温和，颇似香柏，生长在印尼和西印度，此油不能代替东印度檀香，而且它们在植物学上无联系。这种油经常被叫作香树油。

快乐鼠尾草

SALVIA SCLAREA

本品为唇形科鼠尾草属快乐鼠尾草 *Salvia sclarea* L. 的花和花序，二年生草本植物，高约 0.9m。方茎，褐色，大叶，覆有绒毛。穗状花序旋成螺旋状，花苞大，呈紫色和白色。整个植株芳香浓郁。其精油呈无色或浅黄绿色的流动液体。

【分布】原产于欧洲南部，在俄国、美国、英国、中欧、摩洛哥等地区有大范围的栽培。精油主产于法国、匈牙利（精油被认为是上等的）、俄国。

【气味】中音符。甜、温暖、草药味，带有烟味。尾香温暖，带有香脂味。

【作用】通经止痛，消食除胀，收湿敛疮，解郁安神。

【应用】

1. 缓解痛经、闭经、月经前期紧张、绝经、分娩痛。

2. 改善痤疮、气色差、油性皮肤、头皮屑。

3. 改善急腹痛、消化不良、肠胃胀气、肠激惹综合征、结肠炎等。

4. 缓解焦虑、紧张、压力、抑郁及分娩后的抑郁、疲惫、恐惧。

【现代研究】

1. 化学成分

本品主要含乙酸芳樟酯（75%）、芳樟醇、快乐鼠尾草醇、香叶醇、香叶醇乙酸酯、松油醇、松油二环烯、桂叶烯、水芹烯、樟脑萜等化学成分。

2. 提取方法

花和叶子通过水蒸气蒸馏提取精油。

3. 药理作用

本品有抗惊厥、抗抑郁、消炎、抗皮脂溢出、抗菌、解痉、收敛、杀菌、排气、结瘢、除臭、助消化、通经、降压、神经镇定、镇静、补益、缓解子宫平滑肌紧张的作用。

【精油配伍】

1. 与草药类精油调配，例如薰衣草、罗勒、马郁兰、欧薄荷、鼠尾草。

2. 与杜松实、甜茴、罗马甘菊、丁香花苞、天竺葵、乳香、檀香、雪松调配。

3. 与柑橘类精油，例如佛手柑、蜜橘、柠檬、葡萄柚等调配。

欧薄荷
MENTHA PIPERITA

本品为唇形科薄荷属欧薄荷 *Mentha piperita* L. 的茎、叶及花蕾，多年生草本植物，高约 1m。整个植株都有特征性的精油气味。其精油呈淡黄色或黄绿色。

【分布】精油主产于美国、法国、英国（Mitcham 所产的精油在香水工业中被认为质量最优）。杂交品种来源于英国，被移栽到整个欧洲和美国。世界各地均有种植。然而有证据表明欧薄荷是古埃及人、古希腊人和罗马人培育的，这一点甚至在 13 世纪的冰岛药典中有提及。

【气味】高音符。浓烈、清新、欧薄荷味、青草味，尾香带有轻微的香膏质味。

【作用】解表行气，化痰止咳，解痉止痛，提神醒脑。

【应用】

1. 治疗感冒、流感、发烧。

2. 治疗支气管炎、鼻窦炎、充血、卡他、痉挛性咳嗽。

3. 缓解偏头痛、头痛、神经痛和肌肉痛。

4. 改善消化不良、急腹痛、腹部绞痛、恶心、肠胃气胀、肠易激综合征、肝和胆囊问题。

5. 醒脑，用于神经镇定。

6. 改善皮肤发痒、发红、毛细血管破裂。

【现代研究】

1. 化学成分

本品主要含薄荷醇、薄荷酮、醋酸薄荷酯、薄荷基异戊酸、柠檬烯、长叶薄荷酮、桉油酚、杜松烯、水芹烯等化学成分。

2. 提取方法

采用水蒸气蒸馏对叶子和花进行提取。

3. 药理作用

本品有止痛、抗炎、抗微生物（抗菌、抗病毒）、消炎、止痒、解痉、收敛、排气、醒脑、利胆、通经、化痰、解热、疏肝、神经镇定、黏液溶解、刺激（神经）、健胃、血管收缩作用。

【精油配伍】

1. 与草本类精油调配，例如薰衣草、迷迭香、百里香、罗勒、鼠尾草、马郁兰。

2. 与柑橘精油类调配，例如柠檬、葡萄柚、蜜橘、佛手柑、酸柚。

3. 与天竺葵、安息香、杜松实、茶树、蓝桉树等精油调配。

【注意】欧薄荷有很多可用种类，也有很多变种，相应出现了很多化学型。绿薄荷、佛手柑薄荷、水薄荷、柠檬薄荷的薄荷精油都能用于芳香疗法。而长叶薄荷的薄荷油由于含有长叶薄荷酮而不能应用于芳香疗法。野生薄荷的薄荷油由于薄荷醇含量过高而不能应用于芳香疗法。

柠檬香茅
CYMBOPOGON CITRATUS

本品为禾本科香茅属柠檬香茅 *Cymbopogon citratus*（DC.）Stapf. 的新鲜或半干的叶，高大的多年生芳香草类，生长迅速，根与细根交错呈网状。其精油呈金黄色或琥珀色，东印度品种比西印度品种的颜色要浅。

【分布】柠檬香茅原产于亚洲、斯里兰卡，在西印度群岛有栽培。*C. flexuosus* 原产于东印度，但主要在西印度种植。精油主产于危地马拉和印度。

【气味】高音符。强烈的柠檬味和草药味。尾香是草药味、油质感和泥土味。东印度品种比西印度品种的柠檬味浓。

【作用】理气止痛，镇定安神，收湿敛疮，下乳。

【应用】

1. 治疗肠胃胀气、胃肠炎和消化不良。

2. 缓解头痛、焦虑和压力，改善注意力不集中。

3. 解决催乳、授乳问题。

4. 改善油性皮肤、毛孔粗大、皮肤肤色差。

5. 改善肌肉酸痛、循环不良、结缔组织松弛。

【使用禁忌】具皮肤刺激作用和对易感个体的潜在致敏性。

【现代研究】

1. 化学成分

本品主要含柠檬醛（达到85%）、桂叶烯、甲庚酮、双萜、芳樟醇、香叶醇、香橙醇、香茅醇、麝香草醇、丁子香粉等化学成分。从 *C. flexuosus* 提取的精油柠檬醛的含量更高。

2. 提取方法

水蒸气蒸馏新鲜或半干的草而提取精油。

3. 药理作用

本品具有止痛、抗抑郁、抗微生物（杀细菌、真菌）、退热、收敛、排气、除臭、助消化、催乳、杀虫、镇定、补益等作用。

【精油配伍】

1. 与柠檬油、草本油调配，例如薰衣草、罗勒、迷迭香、百里香。

2. 与蓝桉树、黑胡椒、丁香、肉桂、姜调配。

3. 与广藿香、檀香、岩兰草等低音符精油相配。

茉　莉

JASMINUM OFFICINALE，JASMINUM GRANDIFLORUM

本品为木樨科素馨属茉莉 *Jasminum officinale* Linn. 的花朵，常绿灌木，叶子深绿，白色小花，芳香浓郁。其净油呈赤褐色，稍黏稠。

【分布】原产于北印度和波斯以及喜马拉雅山西北部。现产于欧洲及戛纳和格拉斯。浸膏产于意大利、法国、摩洛哥、埃及、中国、阿尔及利亚和土耳其。精油主要产于法国。

【气味】中音符。强烈、浓厚、温暖、水果花香味，带有动物香、蜜样的香味。尾香是蜡样的香辣味。如果水果香过浓，表明使用了廉价溶剂苯。

【作用】理气解郁，行气止痛，滋补壮阳，收湿敛疮。

【应用】

1. 治疗支气管炎、哮喘、鼻窦炎、卡他、咳嗽、喉炎。

2. 缓解痛经、分娩疼痛和子宫病症。

3. 减轻产痛、阳痿、泌尿系统问题。

4. 缓解焦虑、精神紧张及抑郁。

5. 治疗相关炎症，如痤疮、皮炎。

【现代研究】

1. 化学成分

本品主要含醋酸苄酯、丙酸苄酯、芳樟醇、氨基苯甲酸甲酯、苯甲醇、甲基茉莉酮、顺式茉莉酮、吲哚、丁香酚、麝香草醇等化合物。

2. 提取方法

对新采摘花朵进行溶剂乙醇提取获得浸膏。

3. 药理作用

本品具有止痛、抗抑郁、抗炎、解痉、抗腐、结癜、化痰、催乳、助产、子宫收缩等作用。

【精油配伍】

1. 与大部分其他的精油和净油搭配。

2. 与玫瑰、檀香、罗勒、快乐鼠尾草和所有的柑橘类精油很好地调配。

葡萄柚

CITRUS PARADISI

本品为芸香科柑橘属西柚 *Citrus paradise* Macf. 的果皮，树可以长到10m高，其果实较大，呈黄色。其净油呈淡黄或淡绿色，冷却时会产生絮状沉淀。

【分布】原产于亚洲的热带地区，印度西部；现佛罗里达、加利福尼亚、巴西和以色列有栽培。精油主要产于佛罗里达、加利福尼亚和以色列。

【气味】高音符。精油气味清新，甜，柑橘味，尾香微弱、含蓄。体香很强烈而且香甜。

【作用】利水消肿，解郁，收敛。

【应用】

1. 治疗液体潴留、浮肿、蜂窝织炎。

2. 缓解忧郁、头痛、精神衰弱及长期的压力。

3. 舒缓虚肿充血的皮肤，改善皮肤粗糙、痤疮和油性皮肤。

【现代研究】

1. 化学成分

本品主要含柠檬烯（90%）、杜松烯、paradisiol、橙花醛、香茅醛、香叶醇、各种脂类、香豆素类和呋喃香豆素（0.0012%）等化合物。并含有微量的 thioterpineol（一种含硫的化合物，是已知的精油气味最强烈的物质之一）。

2. 提取方法

新鲜的果皮通过机械化的冷压榨来提取精油。果实被榨过汁之后，再通过蒸馏可以得到品质较次的油。

3. 药理作用

本品具有抗抑郁、抗菌、收敛、利尿、助消化、补益等作用。

【精油配伍】

1. 可与柑橘类精油调配。

2. 可与草本精油如罗勒、迷迭香、快乐鼠尾草、甜茴、薰衣草、欧薄荷、百里香调配。

3. 可与所有香辣精油调配。

4. 与天竺葵、玫瑰、橙花油、杜松实、丝柏、柠檬香茅和玫瑰草油调配。

橙 花
CITRUS AURANTIUM Citrus

本品为芸香科柑橘属橙 *Citrus aurantium* L. var. *amara* Engl. 的鲜花，枝叶茂密，叶色浓绿，花为白色，芳香，结小果实。其净油呈黑褐色或黄褐色，稍黏稠；精油呈浅黄色，随时间延长颜色会变暗。

【分布】原产于地中海、南美洲、美国（加利福尼亚）、北非和埃及。

【气味】高音符。净油：清新，温暖、花香味、香甜，带有苦橙和香辣的后味。精油：气味很有特点，香辣、苦、甜；浓烈而清新、花香味/柑橘类的特征性精油气味，青草味。

【作用】疏肝解郁，解痉止痛，镇静助眠，收敛解毒。

【应用】

1. 缓解焦虑、抑郁、精神紧张、经前症状、惊吓及压力引起的症状。

2. 改善慢性腹泻、急腹痛、胃胀、胃痉挛、神经性消化不良及肌肉痉挛。

3. 治疗失眠。

4. 治疗过敏皮肤、痤疮、真菌感染。

5. 补水，淡化疤痕、皮纹。

【现代研究】

1. 化学成分

净油的主要成分是氨基苯甲酸甲酯、吲哚、乙酸芳樟酯、苯乙醇、香叶醇乙酸酯、橙花醇、橙花醇乙酸酯、松油醇。

精油的主要成分是柠檬烯、芳樟醇、香叶酯、芳樟醇、橙花醇、苯乙醇、氨基苯甲酸甲酯、吲哚。

2. 提取方法

（1）橙花（净油）　新鲜采摘的花苞（五月和十月）在溶剂中提取，生成浸膏，浸膏再进一步处理生成净油。

（2）橙花油（精油）　新鲜采摘的花苞（即将盛开）进行蒸汽蒸馏，生成橙花油。蒸馏过程中的副产品是橙花水和橙花纯露。

3. 药理作用

本品具有抗抑郁、抗腐（杀细菌、抗真菌）、解痉、结瘀、除臭、助消化、催眠、降压、神经镇定等作用。

【精油配伍】

1. 与柑橘类精油调配，如苦橙、甜橙、蜜橘、佛手柑、柠檬、葡萄柚、酸柚、橙叶油。

2. 与德国及罗马甘菊、天竺葵、薰衣草、罗勒、快乐鼠尾草调配。

3. 与姜、肉桂叶、丁香花苞、黑胡椒调配。

4. 与安息香、乳香、没药、玫瑰、茉莉调配。

依 兰

CANANGA ODORATA VAR. GENUINA

本品为番荔枝科康纳加属依兰 *Cananga odorata* Hook. f. et Thoms. var. *genuina* 的黄色花，高大的热带树，花单生，呈黄色、粉色或紫红色，一棵成年树一个花季可以产生20~30kg 花。其净油呈淡黄色。

【分布】原产于印度尼西亚、菲律宾，在科摩罗岛有栽培。精油主产地为马达加斯加、留尼汪岛和科摩罗岛。

【气味】中音符。依兰提取物：精油气味强烈，甘甜，花香味，微弱的药味。花香味、辛辣的精油气味，作为镇静剂，和茉莉的香味很像。若有很明显的奶油味和丰富持久的头香则可判断品质较好。随着花香味的减弱，油味的增加，精油的品质逐渐降低。

【作用】镇静宁心，解毒敛疮。

【应用】

1. 治疗高血压、心悸、心动过速。

2. 减轻压抑、紧张、生气、恐惧和挫败感，帮助睡眠。

3. 缓和油性皮肤，减少痤疮、皮屑和脂溢性皮炎。

【现代研究】

1. 化学成分

依兰提取物（第一轮蒸馏）富含氧化成分和酯类。有苯甲酸甲酯，水杨酸甲酯，对甲苯甲醚，醋酸苄酯，丁香酚，香叶醇，芳樟醇，萜类，如 α-蒎烯、杜松烯。后几轮的提取中，氧化成分的比例减少，倍半萜烯的含量会增加（尤其是在第二轮蒸馏中）。

2. 提取方法

水蒸气蒸馏法。

3. 药理作用

本品具有抗抑郁、抗炎抗菌、解痉、降血压、神经镇定、镇静、促进血液循环等作用。

【精油配伍】

1. 与木质或香料类精油调配，如降香、岩兰草、檀香、黑胡椒、姜、乳香。

2. 与柑橘类精油如酸柚、柠檬、蜜橘、佛手柑调配。

3. 与其他的如天竺葵、玫瑰草油、茉莉、杜松实和茶树调配。

白松香
FERULA GALBANIFLUA

本品为伞形科白松香 *Ferula gummosa* Boiss.（*Ferula galbaniflua* Boissier et Buhse）的茎基部割取的油胶树脂，高大的多年生草本植物，叶小光亮，伞状花序。年长植物的汁液由导管分泌出来，在树干的基底部或根部切开获取。油性树脂在树的基底部变干变硬，形成白松香，有 Levant 型（软型）和 Persian 型（硬型）两种类型的树脂。其净油呈无色至淡黄色。

【分布】原产于中东、伊朗、阿富汗。精油主要产于伊朗，大多在欧洲和美国蒸馏得到。

【气味】高音符。头香有很强烈的青草味，刺鼻，松油味、木质味。尾香为木质味、香膏味、干燥。

【作用】祛痰，解痉止痛，通经止痛。

【应用】

1. 治疗支气管炎、咳嗽。

2. 缓解痉挛性痛经。

3. 降血压，缓解肌肉酸痛。

4. 治疗痤疮。

【现代研究】

1. 化学成分

本品含萜类如 γ-3-蒈烯（10%~20%）、α-蒎烯、β-蒎烯、杜松烯、桂叶烯，少量的吡嗪酰胺（小于 0.1%），但这种成分却是它特征性精油气味产生的原因。

2. 提取方法

Levant 型油性树脂通过水或蒸汽蒸馏提取精油。白松香的树脂也可以用来作为香水的定香剂。

3. 药理作用

本品具有止痛、抗炎、抗微生物、解痉、祛风、结瘢、助消化、利尿、通经、祛痰、降血压等作用。

【精油配伍】

1. 与其他"青草"味的精油调配。

2. 与草药精油如薰衣草、快乐鼠尾草、百里香、迷迭香、马郁兰、罗勒调配。

3. 与黑胡椒、松、杜松实、天竺葵、橙花油、柠檬油调配。

第五章　中医香疗的作用途径 ▷▷▷▷

中医香疗是独具特色的传统自然疗法。在源远流长的中医药发展进程中，中医香疗伴随着古今成方及疗法的演变，形成了自身独特的理论体系及给药方法。中医香疗的主要作用途径包括经鼻途径、口服途径、经皮途径及经肺途径，具体如图 5-1 所示。

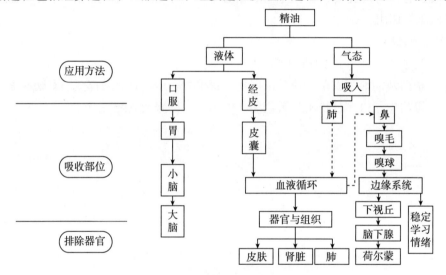

图 5-1　中医香疗的作用方式

第一节　传统中医对中医香疗的认识

一、中医香疗给药途径的历史沿革

中医香疗历史悠久，随着社会的进步、科学技术的发展和医药水平的提高，其给药途径也不断发展与创新，使得药效得到更大的发挥。早在殷商甲骨文中就有熏燎、艾蒸和酿制香酒的记载，至周代就有佩戴香囊、沐浴兰汤的习俗。在先秦文献中，《山海经》记载薰草"佩之可以已疠"。

自先秦至唐的中医药实践中，始终贯穿着历代医家对芳香药物药性的分析及临床应用的实践。如唐代孙思邈《备急千金要方》"辟温"一节中，选用多种芳香药物为主体，采用多种给药途径进行疾病的治疗：用太乙流金散烟熏，用赤散搐鼻，用辟瘟杀鬼丸香佩，用粉身散作粉剂扑身，用桃枝洗方外浴等。

明代李时珍《本草纲目》中，不但丰富了芳香药物的记录（记载了"香木"类35种，"芳草"类56种），还介绍了涂法、擦法、敷法、扑法、吹法、含漱法、浴法等中医香疗的给药方式。

清代，中医香疗的研究与实践产生了质的飞跃，代表医家为杰出的外治大师吴师机，其在《理瀹骈文》对中医香疗的作用机理、辨证论治、药物选择、用法用量、注意事项等做了系统的阐述，使中医香疗有了完整的理论体系。在芳香药物的使用上，除膏药外，亦兼用他法，如敷、熨、涂、熏、浸、擦、搐、嚏、吹、吸、坐等，从而拓宽了中医香疗的给药途径。

新中国成立以来，除了传统的吸嗅剂、散剂、煎剂、膏剂、洗浴剂、烟熏剂外，对中医香疗的给药途径进行了现代机理研究，并研发了新型、高效的芳香中药制剂。使中医香疗的研究和应用产生了质的飞跃。

二、中医香疗给药途径与中医整体观

中医整体观认为人是统一的整体，在疾病治疗中，通常采用多种途径，从而发挥综合治疗作用；另外，中医的辨证思想认为，人与外界环境同样是不可分割的整体，外界环境直接或间接地影响人体健康。这也体现在中医在应用芳香药物进行疾病的治疗时，选择多种给药途径，以发挥更好的疗效。

（一）　人与周围环境是一个整体

中医整体观的思维在中医香疗中的影响，不但体现在药物对机体的作用，同样也体现在药物对周围环境的影响。特别在应用芳香药物进行疫病的治疗上，中医学认为，在气候温暖而潮湿的环境里，容易产生"瘴气"，造成疫病的流行。为了抵御病邪，中医常采用熏蒸、佩香等方法，发挥中医香疗的作用，以防治疾病。如孙思邈尤其强调疫病预防的重要，《备急千金要方》中的"辟温（瘟）"方，即采用佩戴香囊的方式来施药，用以疫病的预防。此法具有简、便、廉、验的特点，且与化学药相比，其安全性更好，因此在疫病的防治中有望发挥重要作用。

（二）　生理与心理的整体调节

中医香疗的作用应包括两个方面：一是通过芬芳气味刺激，沁入心脾，使人精神焕发，激发食欲，芳香健胃，同时使心情愉悦，安然入眠。如薰衣草、洋甘菊可以缓解焦虑；香叶迷迭香可以镇静神经；艾叶挥发油具有行气散气作用，吸嗅后可使人心情愉悦等。二是吸入后药物本身的药理作用，芳香性药物含挥发油，具有刺激脑神经、扩张心脑血管、刺激胃液分泌、镇静催眠等多种药理作用。同时，芳香挥发性成分大部分具有杀菌或抑菌作用，人们常嗅闻这些香气，可增强抗病能力，对某些传染病起到了一定的预防效果。

另外，从机体整体调节方面，中医香疗所使用的用药方法"熏""嗅""煎"等，往往涉及多种药物传递途径。如在我国端午时间，民间有洗艾澡的习俗，在此过程中

"洗""蒸""嗅"会使得药物作用于鼻腔、肺部及皮肤，从而发挥多途径、综合、整体的预防及治疗作用。

第二节　中医香疗的作用机理

一、经鼻途径

（一）芳香类中药经鼻途径用药的传统认识

芳香中药经鼻途径治疗疾病有着悠久的历史和深厚的中医理论基础，以鼻腔作为用药或刺激部位，通过不同方式将中草药或其制剂纳入鼻中，从而激发经气，疏通经络，促进气血运行，以达到通关治疗脑部急症的作用。

传统中医纳鼻法归纳为探、滴、灌、搐、嗅、熏、塞、涂八大类。嗅鼻法是最早也是最原始的鼻疗法，主要针对气味芳香性的药物，作用温和，常用于慢性病及小儿病的治疗。如在《证治准绳》中记载，用香脯散治疗小儿刮肠下痢疾、禁口不食。熏鼻法是利用药物不完全燃烧产生的烟气或药物被蒸煮后产生的蒸汽来治疗的方法，如李时珍的《本草纲目》中用巴豆油纸拈，燃烟熏鼻，可治疗中风痰厥、气厥、中毒等病证。

（二）芳香类中药经鼻途径用药的现代认识

1. 生理学基础

鼻腔被鼻中隔分成左右两侧，每侧鼻腔又分为鼻前庭和固有鼻腔，包括3个区域：鼻前庭、呼吸区和嗅区。其中，鼻前庭基本没有吸收功能；嗅区位于上鼻甲，药物可由此吸收进入脑脊液，从而进入中枢神经系统，从而避开了脑屏障；呼吸区是鼻腔中最大的部分，其黏膜富含毛细血管，药物由此吸收进入体循环。

鼻黏膜表层上皮细胞的微绒毛大大增加了药物吸收的有效面积；鼻黏膜上皮下层有丰富的毛细血管、静脉窦、动-静脉吻合支和毛细淋巴管，并彼此交织成网状，因此鼻腔具有较好的药物吸收能力。

2. 鼻腔给药药物传递途径

经鼻给药后，药物体内传递途径见图5-2。

3. 鼻腔给药的优势

鼻腔给药的可能优点：①血管丰富，血流量大，吸收迅速；②避免胃肠道吸收的首过效应；③避免胃潴留和呕吐的影响；④可使药物经嗅区通路直接递送至脑；⑤与胃肠道或肺途径相比，药物有更高的生物利用度。

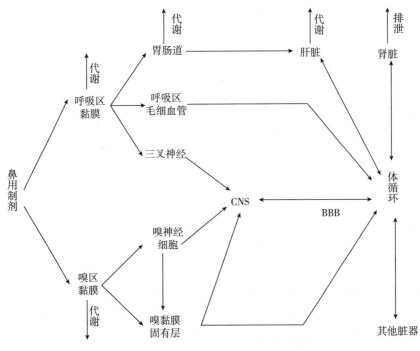

图 5-2　经鼻给药药物传递途径

4. 影响鼻黏膜吸收的因素

（1）生理因素　为避免异物的吸入，鼻腔中存在防御体系，即黏膜纤毛的清除作用。鼻黏膜纤毛清除作用可能缩短药物在鼻腔吸收部位滞留时间，影响药物的生物利用度。鼻黏膜极薄，黏膜内毛细血管丰富，药物吸收后直接进入体循环，因此，芳香类成分经鼻腔传递后，可避免肝脏的首过效应及药物在胃肠道中的降解；但也应注意，成人鼻腔分泌物中含有多种代谢酶，因此部分药物经鼻给药时可能被降解。

另外，鼻腔的病理状态如感冒鼻炎等可影响鼻黏膜的正常生理功能及鼻黏膜的通透性等，因此可影响药物的鼻腔吸收，在对感冒患者进行中医香疗时，应注意病理状态对疗效的影响。

（2）药物因素　鼻腔黏膜属于生物膜，药物经鼻黏膜吸收的机制为主动转运或被动扩散，被动扩散为其主要的转运方式，因此，芳香类成分的透膜能力受油水分配系数影响。通常来讲，芳香类成分脂溶性较强，因此，其鼻黏膜吸收速度和程度相对较高。

在将芳香性中药制成现代鼻用制剂（如喷雾剂）时，药物的粒径也会影响药物的嗅区吸收。研究表明，药物的粒径在 $5 \sim 10 \mu m$ 时才可被鼻腔吸收；大于 $10 \mu m$ 的粒径容易沉积在鼻腔中；而粒径小于 $1 \mu m$ 的颗粒容易被呼出。因此，将芳香类药物制成现代鼻用制剂，应注意对其粒径进行调节。另外，鼻腔的 pH 是影响药物吸收的因素之一，成人鼻腔分泌物的正常 pH 值为 $5.5 \sim 6.5$，鼻用制剂应注意 pH 对药物的解离度和吸收的影响，并适当调节鼻用制剂的 pH 值。

二、口服途径

（一） 芳香类中药经口服途径用药的传统认识

芳香性中药通常具有除邪辟秽、解肌发表、疏风散邪、芳香健脾、化湿醒脾、通关开窍、止痛消肿等功效。如中药经典方——安宫牛黄丸属于口服用药的丸剂，其源于清代温病学家吴鞠通的《温病条辨》，是中医治疗高热证的"温病三宝"之一，方中的冰片等芳香性药物发挥了温病治疗的"通关开窍"的作用，中医学认为其具有佐使之功；藿香正气散收载于宋代《太平惠民和剂局方》，方中的芳香性药物——藿香口服后可在胃肠道内发挥辟秽和中、升清降浊的作用。

（二） 芳香类中药经口服途径用药的现代认识

1. 生理学基础

胃肠道是口服药物的必经通道，由胃、小肠、大肠三部分组成。

胃与食管相接的部位为贲门，与十二指肠相连的为幽门，中间部分为胃体部，胃控制着内容物向肠管转运。胃黏膜表面没有微绒毛，而且表面积比小肠小很多，因而对多数药物的吸收能力较弱，但一些弱酸性药物在胃中的吸收良好。

小肠由十二指肠、空肠和回肠组成，直径约4cm。十二指肠与胃相连，胆管和腺管开口于此，胆汁和胰液注入十二指肠。小肠不仅是药物吸收的主要部位，也是药物主动转运吸收的特异性部位。由于小肠pH值为5~7.5，它也是弱碱性药物吸收的最佳环境。

大肠由盲肠、结肠和直肠组成，大肠比小肠粗而短，长度约1.5m。除直肠给药和结肠定位给药外，只有一些吸收很慢的药物，在通过胃与小肠未被完全吸收而到达大肠时，大肠才表现出药物吸收功能。

2. 口服给药药物传递途径

经口服给药后，药物进入体内的途径见图5-3。

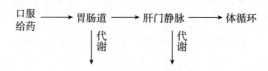

图5-3　口服给药药物传递途径

3. 口服给药的优势

口服给药的优势：①给药方式简便，不需要特殊的装置；②不直接损伤皮肤或黏膜；③在胃肠道疾病的治疗中具有优势。

4. 影响口服吸收的因素

（1）生理因素　人的胃内pH值在空腹时为1~3；小肠的pH值在7.2~7.8；十二指肠的pH值在6左右。胃肠道内的pH值会随进食与否或服用药物而产生变化。消化系统pH值的变化可对药物的稳定性、溶解度和解离度产生影响，进而影响药物的吸收。

通过胃肠道生物膜吸收的药物经肝门静脉进入肝脏后，在肝药酶作用下，药物可发生生物转化。药物进入体循环前的降解或失活称为"首过效应（first pass effect）"。肝首过效应愈大，药物被代谢愈多，其血药浓度也愈低，药效也会降低。另外，药物的口服吸收还受到血液循环的快慢、胃排空速度及病理因素等的影响。

（2）药物因素　芳香性中药经口服后，胃肠道上皮细胞膜是其转运的必经之路。有以下两种转运途径：①细胞通道转运，药物借助其脂溶性或膜内蛋白的载体作用，这是一些脂溶性药物吸收的主要通道；②细胞旁路通道转运，是一些小分子及亲水性药物的转运通道。一般而言，芳香类成分脂溶性较强，因此通常具有较高的被动转运量。另外，很多芳香类成分具有促渗透的作用，如冰片的吸收转运与其打开细胞间的紧密连接有关。因此，芳香类药物经口服给药后，通常可以发挥较好的治疗作用。

三、经皮途径

（一）芳香类中药经皮途径用药的传统认识

中医学认为皮肤中的皮、毛、玄府三种组织及其功能各有所指。皮即是被覆于体表的皮肤；毛则指附于皮肤的发须、毫毛等；玄府就是俗称的"汗孔"，又有"气门""鬼门"之别名。毛与玄府既要附于皮上，又要依赖皮的滋养而生存，三者密不可分，因此将三者统称为皮肤。

中药经皮给药属于中医外治法范畴，早在《灵枢·寿夭刚柔第六》中就有记载："用淳酒二十升、蜀椒一升、干姜一斤、桂心一斤，凡四种，皆咀，渍酒中。用绵絮一斤，细白布一丈，并内酒中……"以熨寒熨。芳香类中药经皮给药有其独特的用药理论和方法，包括贴、敷、涂、洗、浴、淋、熏、熨等。例如《理瀹骈文》中认为熏蒸疗法，其"营卫气通，五脏肠胃既和，而九窍皆顺，并达于膳理，行于四肢也"，并认为此法"最妙，内外治贯通在此……可必期其效"。

（二）芳香类中药经皮途径用药的现代认识

1. 生理学基础

皮肤是由表皮层、真皮层和皮下组织3部分组成，此外还有皮肤的附属器官，其中表皮层又是由角质层（又称死亡表皮层）和活性表皮层组成。

芳香类成分经皮肤给药吸收的过程：首先药物从制剂中释放出来，与表皮层接触，通过表皮层经真皮进入皮下组织，然后进入血液循环，有些药物可以通过皮肤附属器直接进入皮下组织，进入体循环。药物经皮渗透的主要屏障来自角质层。

2. 经皮给药药物传递途径

经皮给药后，药物进入体内的途径见图5-4。

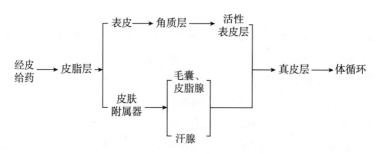

图 5-4　经皮给药药物传递途径

3. 经皮途径的优势

经皮给药可使药物避开肝脏的首过效应、胃肠道酶和菌群的作用，可提高生物利用度，提供可预期的和较长的作用时间，降低药物毒性和副作用，且具有提高疗效、使用方便、操作简单、减少给药次数等优点。

4. 影响经皮吸收因素

（1）生理因素　皮肤的渗透性是影响药物吸收的重要因素。皮肤的渗透性存在着种属、个体及部位的差异，导致这种差异的原因主要是皮肤的角质化程度的差异。人体不同部位，角质层的厚度不同，皮肤附属器官的多少也不同，这是导致渗透性不同的主要原因。人体各部位皮肤渗透性大小顺序一般为阴囊>耳后>腋窝区>头皮>手臂>腿部>胸部。角质层厚度与年龄、性别等多种因素有关，这也是导致渗透性年龄差异及性别差异的主要原因。使角质层受损而削弱其屏障功能的任何因素均能加速药物的渗透。

皮肤外层角蛋白及其降解产物具有与水结合的能力，称为皮肤的水合作用。皮肤的水合作用能够改变皮肤的渗透性。当给药系统外层密封保水时，水分和汗液在皮肤内蓄积，使角质层水合软化。细胞自身发生膨胀，结构的致密程度降低，药物渗透性增加，对水溶性药物的促渗作用较脂溶性药物显著。皮肤水合作用对药物经皮吸收的影响与水合的程度和药物的性质有关。芳香性中药在洗浴、熏蒸的过程中，皮肤角质层在熏蒸状态温热、水汽、药物的共同作用下被充分水合，水合后的角质层具有很好的亲水性和输运功能，因而是中药粒子进入体内的主要便捷通道。

皮肤表面的微生物可能会使某些药物和基质发生降解，特别是当药物被密封涂敷于皮肤表面时这种降解作用更明显，长时间给药时这种降解作用也会更加明显，制剂研究时应当考虑这种降解作用对药物作用及毒性的影响。皮肤的代谢作用：皮肤内药物代谢酶含量很低，主要存在于活性表皮，且皮肤用药面积一般很小，所以皮肤内代谢对多数药物的经皮吸收不产生明显的首过效应。

皮肤温度升高，皮下毛细血管中血流速度加快，对药物的吸收有促进作用。芳香性中药在洗浴、熏蒸的过程中，被熏蒸部位的局部温度高于身体其他部位，具有"高温"的特点；熏蒸时有大量水蒸气出现，带有"高湿"的特点；具有高温、高湿的中药蒸气，十分有利于有效成分经皮肤进入体内。

（2）药物因素　通过角质层细胞的扩散是药物经皮吸收的主要途径。小分子药物相对容易通过细胞间扩散，分子量大于 600 的药物几乎不能通过角质层。药物的熔点对药物渗透性能有一定的影响，一般情况下，熔点较低的药物容易渗透通过皮肤。

一般而言，脂溶性药物，即油/水分配系数大的药物较水溶性药物或亲水性药物容易通过含水少的角质层屏障，但是脂溶性太强的药物进入角质层后难以透过亲水性的活性表皮层和真皮层，主要在角质层中蓄积。药物的透皮速率与分配系数不成正比关系，一般呈抛物线关系，即透皮速率随分配系数增大到一定程度后，分配系数继续增大，透皮速率反而下降。在水相及油相中均有较大溶解度的药物皮肤渗透性较高。

对于弱酸或弱碱性药物，药物的解离状态也会影响其透皮速率。与其他生物膜一样，药物以分子型存在时容易透过，而以离子型存在时一般不易透过。

（3）穴位给药对透皮吸收的影响　经络穴位的经皮给药是以中医经络理论为基础，通过人体体表穴位吸收药物，再通过经络的运行使相关脏腑得到比一般口服时更好的药效，并在药物与经络效应的双重作用下起到调节脏腑功能和治疗疾病的目的。研究表明，以经络和穴位为载体和通道有别于血管和血液，它将药物直接作用于相关脏腑的能力，不像血管和血液将药物广泛分布到全身。穴位经络给药可刺激局部经络穴位，在局部产生药物浓度的相对优势，并通过微小血管的吸收输送，发挥最大的全身治疗作用。

四、经肺途径

（一）芳香类中药经肺途径用药的传统认识

芳香类中药多具有挥发性成分，中医学认为具有"辛散之性"；中医学认为"辛入肺、肺外合皮毛"，邪气从鼻而入，首先灌注于肺。吴鞠通在《温病条辨》有论："温病由口鼻而入，自上而下，鼻通于肺，始手太阴。太阴金也，温者火之气，风者火之母，火未有不克金者，故病始于此。"因此，芳香类中药经肺吸入后，在呼吸系统疾病的治疗上，可发挥较好的疗效。在汉代，名医曾用丁香、百部等药物制成香囊悬挂在居室内，用来预防"传尸痓病"（肺结核）。唐代医家孙思邈《备急千金要方》中，载有佩"绎囊""避疫气，令人不染"的记载。

（二）芳香类中药经肺途径用药的现代认识

1. 生理学基础

人体的呼吸器官主要由鼻、咽、喉、气管、支气管、细支气管、终末细支气管、呼吸细支气管、肺泡管及肺泡囊组成。从气管至肺泡，气道逐渐分支，气道的直径和长度变小，但气道的数量却呈几何倍数地增加，使肺部血管与空气交换的表面积大大增加。正常人的肺部大约有几亿个肺泡，肺泡总面积约为 $100m^2$。

2. 肺部给药药物传递途径

经皮给药后，药物进入体内的途径见图5-5。

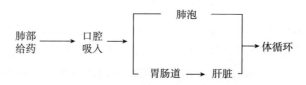

图 5-5　肺部给药药物传递途径

3. 经肺途径的优势

经肺给药的可能优点：①肺部给药的吸收面积大，肺泡上皮细胞膜薄，渗透性高，起效速度快，与静脉注射相当。②吸收部位的血流丰富，酶的活性相对较低，能够避免肝的首过效应，生物利用度高。③既能起到局部治疗作用，又能有全身治疗作用。

4. 影响肺部吸收的因素

（1）生理因素　呼吸道对外来异物有防御功能，气管壁上的纤毛运动可使停留在该部位的异物在几小时内被排除。呼吸道越往下，纤毛运动越弱。在支气管中，粒子可停留几小时至 24 小时；在肺泡中，由于无纤毛，粒子被包埋，停留时间可达 24 小时以上。药物到达肺深部的比例越高，被纤毛运动清除的量越小。在病理状况下，纤毛运动减弱，使粒子的停留时间延长。

呼吸道的直径对药物粒子到达的部位亦有影响。随着支气管分支增加和气道方向改变，药物粒子向肺深部运动中，易因碰撞等原因而被截留。支气管病变的患者，腔道往往较正常人窄，很容易截留药物，覆盖在呼吸道黏膜上的黏液层是药物的吸收屏障之一。

呼吸道黏膜中存在巨噬细胞和多种代谢酶，如磷酸酯酶和肽酶。药物可能在肺部上皮组织被清除或代谢，从而失去活性。

（2）药物因素　呼吸道上皮细胞为类脂质，药物从肺部吸收以被动扩散过程为主。药物的脂溶性和油水分配系数影响药物的吸收。另外，一般药物分子量越小吸收越快，大分子药物吸收相对较慢。

覆盖在呼吸道黏膜上的黏液层是药物的吸收屏障之一。所吸入的药物需首先溶解在黏液中，才能进一步被吸收。黏稠的黏液层可能是难溶性药物吸收的限速过程。黏液中带负电荷的唾液酸残基可与某些带正电荷的药物离子发生相互作用，也有可能影响药物的吸收。

第六章　常用中医香疗法 ▷▷▷▷

中医香疗法多种多样，其途径主要是通过芳香药物的芳香之气和治愈能力，以外治法为主，经由体表皮肤和嗅觉器官吸收进入体内，转运至血液循环和神经系统等，从而发挥治疗、养生、保健等功效。其中，尤以精油的应用最为普遍，疗效确切。本章节即以精油的应用举例，简要介绍其在中医香疗中的具体用法。香疗过程中，可根据使用目的、个人愿望、味觉偏好、身体感觉及局部情况等确定用法。

第一节　推拿法

一、概念与作用

推拿是运用各种手法来刺激体表，增强人体血液和淋巴液的循环，促进新陈代谢，以增强体内各器官组织的生理功能，达到强身健体、养颜美容、延缓衰老的治疗目的。在我国，成书于先秦两汉时期的《黄帝内经》与《黄帝岐伯按摩十卷》完整地建立了中医学理论体系，并确立了推拿在中医学的地位。通过整理文献，结合临床实际，中医推拿具有温经散寒、活血补血、疏通经脉等疗效，如《素问·举痛论》云："寒气客于肠胃之间，膜原之下，血不得散，小络急引，故痛。按之则血气散，故接之痛止。"又云："寒气客于背俞之脉，其俞注于心，故相引而痛，按之则热气至，热气至则痛止矣。"《灵枢·九针论》亦云："形数惊恐，经络不通，病生于不仁，治之以按摩、醪药。"

植物精油应用的历史可追溯到五千年前的古埃及、古中国、古希腊等文明古国。推拿作为人类最古老的疗法之一，又是一门年轻而有发展前景的医疗科学。将精油与中医推拿专业手法结合使用，运用皮肤吸收精油的原理，加上中医推拿疗效，能更好地养生保健、祛病强身。其主要作用如下：

（一）　调节阴阳平衡

中医学认为，疾病的发生是由于病邪作用于人体，正气奋起抗邪，邪正斗争，破坏了人体的阴阳相对平衡。精油推拿作用于体表局部，通过经络可以明显地调节阴阳平衡。如胃肠蠕动功能减弱者，用肉桂油、丁香油在腹部和背部进行适当的推拿，可以促进其蠕动恢复正常；胃肠蠕动功能亢进者，则可使其蠕动适当抑制而恢复正常。

（二）　促进气血循行

气、血是构成人体和维持人体生命活动的基本物质。气、血二者之间可以相互转化、作用，循行于全身经络，从而达到营养脏腑和官窍的作用。六淫、七情、饮食、劳倦等因素作用于人体，影响脏腑气血，气机失调，导致疾病发生。精油推拿可以舒筋通络，调畅气机，增强气生血、行血、摄血之效，改善人体生理循环，促进气血充盈，濡养全身肢体脏腑。

（三） 实现扶正祛邪

扶正祛邪，即虚者补之、实者泻之，是中医的基本治则之一。精油推拿，可以通过手法的轻重、快慢、频率、方向和不同精油的选择实现相应的补泻作用。如局部进行长时间地弱刺激，能活跃、兴奋生理功能（补法）；短时间地强刺激，能减低、抑制生理功能（泻法）。腹部推拿，使用砂仁油，手法方向与治疗部位移动方向均为顺时针方向时，有明显的通便泻下作用（邪法）；使用苍术油，手法逆时针，而治疗部位移动方向为顺时针，则增强胃肠消化，达到健脾和胃的作用（补法）。

二、常用方法

（一） 推法

1. 含义

香疗师用指、掌或肘着力于被推拿者身体的一定部位，做单方向直线移动的手法，称为推法。可分为拇指推法、多指推法、掌推法、肘推法等。

2. 操作要领

推动时着力部位要紧贴体表，用力要平稳着实，速度宜缓慢，做到轻而不浮、重而不滞。

（二） 擦法

1. 含义

香疗师用手掌紧贴被推拿者体表，稍用力下压做直线往返摩擦，使之产生一定热量的手法，称为擦法。可分为小鱼际擦法、大鱼际擦法、掌擦法。

2. 操作要领

①擦法操作时动作要稳，不论是上下摩擦还是左右摩擦，均必须直线往返移动，不可歪斜。②摩擦时往返距离要拉长，而且动作要连续不断，不能有间歇停顿。③体力要均匀适中，不可向掌下用太大的压力，以摩擦时不使皮肤起褶皱为宜。④肩部放松，肘关节自然下垂、内收，做到发力于臂，蓄劲于腕，使动作平稳而有节奏性。

（三） 摩法

1. 含义

香疗师用指或掌在被推拿者体表做环形摩擦移动的手法，称为摩法。可分为指摩法、掌摩法等。

2. 操作要领

①肩、臂、腕均应放松，肘关节微屈，指掌自然伸直，做环形的抚摩动作。②可做顺时针或逆时针摩动，但一般以顺时针方向摩动为主。③动作轻柔，压力均匀。一般来说，指摩法宜轻快，频率为每分钟 120 次左右；掌摩法宜稍重缓，频率为每分钟 100 次左右。

（四）揉法

1. 含义

香疗师用指、掌或前臂吸定于被推拿者一定部位，做轻柔缓和的环转运动，并带动该处皮下组织的手法，称为揉法。可分为指揉法、掌揉法。

2. 操作要领

①操作时，沉肩，垂肘，腕部放松，以肘部为支点，前臂做主动回旋运动，带动腕部做轻柔缓和的揉动。②压力要轻柔，动作要灵活。操作时，既不能有体表摩擦，又不能向掌下用太大的压力，以带动皮下组织为宜。③动作要有节律性，揉动方向以顺时针为主。

（五）捏法

1. 含义

香疗师用拇指和其他手指在被推拿者一定部位做对称性的挤压手法，称为捏法。可分为三指捏法和五指捏法。

2. 操作要领

①用拇指和食指、中指指面，或用拇指和其余四指夹住肢体或肌肤，做相对用力挤压，随即放松，再用力挤压，并循序移动。②操作时，动作要连贯而有节奏性，用力要均匀而柔和。不可用指甲掐压皮肤。③移动应按经络、穴位或肌肉外形轮廓循序进行。

（六）按压法

1. 含义

按法与压法相互配合运用的手法，称为按压法。

2. 操作要领

在按法的基础上增加向下按压的力量。用力由轻到重，稳而持续。

（七）抚摸法

1. 含义

轻擦法与轻摩法相互配合运用的手法，称为抚摸法。

2. 操作要领

手掌与被推拿者肌肤贴紧，一边施轻力，一边抚摸，此法一般用于推拿开始和结束时。

（八） 扣击法

1. 含义

叩法和击法结合运用的手法，称为叩击法。

2. 操作要领

轻击为叩，击法、叩法结合，即轻重交替进行，协调灵活，连续而有节奏，可采用二轻一重或三轻一重等的方式。

（九） 拿法

1. 含义

拇指与其余四指相对用力提起一定部位的手法，称为拿法。

2. 操作要领

拿的方向与肌肤垂直，一挤一松，缓慢提起后松手或辗转提拿，动作缓和而连贯，切勿致皮肤褶皱，手腕应放松，指腹着力，由轻到重，后而渐轻。

三、注意事项

（一） 操作须知

1. 香疗师推拿前一定要修剪指甲，保持手的清洁卫生；不能佩戴戒指、手表等硬物，以免划破被按摩者的皮肤。

2. 保持双手的温暖，不要以冰凉的手接触被按摩者身体。

3. 推拿时要缓慢、均匀、柔和、持久，用力切忌粗暴、敷衍，转换手法时不宜双手同时离开被按摩者身体。

4. 穴位按压时，均宜采取先轻、后重、再轻 3 个步骤，用力要恰到好处，根据被按摩者身体状况适当调整用力大小，防止损伤皮肤及筋骨。

5. 遇到被推拿者突然出现头晕、恶心、面色苍白、出虚汗、脉搏加快等晕推现象，香疗师不要慌乱，先让其平卧于床上，再掐其人中、十宣，按揉印堂、内关、足三里，点大椎等。

6. 使用精油前，最好先做皮肤测试，以免过敏。

7. 精油通常不能直接涂抹于皮肤上，要经过基础油稀释后才能用于皮肤。精油不能碰到眼睛，若发生这种状况，应立刻用大量清水冲洗眼睛，严重者就医。

8. 精油使用剂量绝不是越多越好，需遵守规定剂量，以免产生副作用。

9. 精油不宜接触身体一些敏感部位，如直肠、阴道等。

10. 同一种精油最好不要天天使用，要数种不同精油交替使用，最好两周换一次。

11. 盛放精油的瓶子其瓶口应旋紧，并存放于阴凉及孩童无法取到之处，要避免高温与阳光照射。精油不可用塑胶瓶盛装，应存放在琥珀色玻璃瓶或不锈钢瓶中。

12. 饭后半小时及饭前 1 小时不宜进行精油推拿。

（二）　禁忌证

1. 婴幼儿、高血压、心脏病、出血性疾病、急性皮肤病、急性传染病、癫痫等疾病患者及妊娠初期及后期、月经期的女性均不宜进行精油按摩。

2. 过度疲劳、年老及身体过度虚弱、剧烈运动后不宜进行精油按摩。

第二节　吸嗅法

一、概念与作用

吸嗅法是经由人体嗅觉器官吸收香药之气，达到治病、养生目的的一种方法。吸嗅法通常以直接、香枕、香熏或蒸汽等方式，让精油分子经由鼻子传递到大脑，促使神经系统的化学物质释放讯息，是保健效果显著的精油使用方式之一。其主要作用有以下几种。

（一）　调节心理

通过精油分子的吸入，可以直接刺激人体的嗅觉，调节人体中枢神经，使紧张状态得以放松，低沉状态得以振奋，安抚平衡情绪，令人焕发精神，愉悦心情。健康的心理可以改变认知、行为、生理，带来身、心、灵三者的平衡统一。

（二）　改善记忆

精油分子可以刺激气味受体细胞，将冲动传导至大脑边缘系统。该系统当中的脑垂体与下丘脑部位可以调节内分泌系统的激素水平；这些冲动还可以引发神经化学物质和内啡肽的产生，影响到海马神经组织，从而引起身体感受的变化，改善记忆能力。

（三）　增强体质

精油分子进入人体，能直接杀灭部分病菌及其他有害微生物，促进血液循环，加快人体新陈代谢，增强人体免疫力；同时还能消除疲劳，恢复体力，达到预防疾病和延缓衰老的效果。

二、常用方法

吸嗅法包括直接吸嗅法、香枕吸嗅法、熏香法、蒸汽法等。

（一）　直接吸嗅法

将少量精油（2~3滴）滴在掌心，搓揉双掌后将双掌捂住鼻子，用力地深呼吸3~10分钟；也可将精油（多用2.5%~3%浓度精油）按一定比例稀释后滴在或用棉签涂抹在鼻部。借由芳香分子的吸收，可以提振精神，减轻头痛、鼻塞、气喘、恶心、情绪不稳等症状。直接吸嗅法简便易行，起效迅速。

（二）香枕吸嗅法

将少量精油（2~3滴）滴在枕头上，睡眠时少量持续地吸入，调节神经系统，可以安抚情绪、改善失眠、帮助入睡，还能清洁呼吸道，减轻感冒、鼻塞、咳嗽等症状。

（三）熏香法

将精油的香气从熏香器具扩散出去，经鼻将芳香分子吸嗅进入体内，发挥作用。以香熏灯为例，将精油加入容器中（5滴/15m^2），水温控制在50~60℃，液体不少于50mL，熏蒸时关闭门窗，时间由20分钟逐渐增至3小时，平均45分钟左右。温度熏香能让室内充满芳香分子，既能作用人体，也能清新空气，还能营造气氛。

（四）蒸汽法

蒸汽法多在蒸房中进行，常见的有桑拿和蒸汽房。桑拿是指将矿石烧红让其所含有利于人体的矿物质在高温中弥漫整个干蒸房；蒸汽是指在蒸房中将蒸汽加热。二者虽有不同，但大体类似。一般蒸汽时间由3分钟逐渐增至20分钟。在蒸房中，高温使得人体皮肤血管明显扩张，大量出汗，血液循环加快，皮肤组织可获得更多营养；汗液排泄也有助于体内废物的排除；还能增加脂肪消耗，达到减肥的目的；蒸汽浴可以防止动脉硬化，对心血管有很好的锻炼作用。此外，蒸汽浴还能消除神经紧张和疲劳，使人浴后轻松愉悦。

三、注意事项

（一）操作须知

1. 使用新的精油时，须从1滴始用。有过敏史的患者应做3日个体耐受性检测：第1日滴1滴精油在手帕上，放置鼻部附近吸气7~10次，每日重复4~5遍；第2日取精油加基质油按1：5比例混合，涂抹于手腕屈侧；第3日用精油1~2滴沐浴5分钟。若无流泪、咽痒、恶心、皮肤潮红等，提示无过敏。

2. 剂量并非越多越好，应严格遵守规定，以免产生副作用。

3. 有些精油具备放松精神、帮助睡眠的功能，应避免驾车者或高空作业者使用。

4. 熏香时，前两次熏香时间勿超过2小时。

5. 蒸汽浴时，要多饮水，1日内不少于2L水。

（二）禁忌证

哮喘患者在吸嗅大多数精油时，容易诱发疾病，宜慎用。

第三节　沐浴法

一、概念与作用

沐浴疗法是指在水中或特制的浴液中洗浴身体，达到放松身心、治病保健的功效。沐浴疗法历史悠久，最早介绍沐浴疗法的是被誉为"西方医学之父"的希波克拉底，他在《希波克拉底文集·摄生论》中，把沐浴分为凉水浴、盐水浴和热水浴，并说明了这些方法对人体的不同作用。对沐浴疗法论述得最全面的当属阿维森纳，在其著名的《医典》一书中即有"浴疗法"专篇。文艺复兴以后，浴疗更加盛行。而今，世界各地围绕泉水建立的康复医院和疗养胜地数不胜数。

沐浴治疗加入精油，可以同时运用嗅觉和皮肤两种途径吸收精油，疗效十分显著。

（一）　舒缓身心

沐浴时，在浴水中加入某些精油，可以使人体全身肌肉、关节放松，调节大脑神经，能缓解人们工作的疲劳与烦恼，达到舒缓、放松身心的作用，这已被现代医学所证实。

（二）　调理脏腑

沐浴对人体的作用是多样的，既包括物理作用（沐浴时的温热作用、静水压力、浮力、水流的冲击波等），也包括化学作用（人体对浴水中的各种精油的反应）。沐浴治疗时，由于各种理化因素的刺激，皮肤毛细血管扩张、充血，促进了机体血液循环，改善了其分布状态。这些因素通过对皮下神经末梢的刺激而影响中枢神经，从而改善了机体内的内脏功能。

（三）　养颜润肤

浴水中精油的有效成分，可以直接作用于皮肤。皮肤的吸收主要是通过角质层的转运和表皮深层转运而进入血液循环。角质层的含水量与环境成正比。沐浴时，整个环境中充满了水蒸气，角质层的含水量从 10% 上升到 50%。随着含水量的增加，角质层开始膨胀，呈多孔状态，浴水中精油的有效成分变得易于透过，其透过速率为平常的 5 倍左右。能使皮肤组织直接获得营养物质，改善局部环境，加强肌肤的新陈代谢而达到滋润营养肌肤、除皱增白等效果。

二、常用方法

沐浴疗法的种类很多，根据水温的不同，可分为冷水浴、温水浴和冷热水交替浴；根据形式差异，可分为淋浴、泡浴；根据部位不同，可分为全身浴、局部浴（手浴、足浴、坐浴等）。

（一） 按水温分类

1. 冷水浴

冷水可以兴奋神经、降低体温、刺激心血管功能、强身健体、提高人体对外界的适应能力。浸入冷水中时皮肤的小血管收缩，之后又扩张，这时会明显感到温暖。

2. 温水浴

温水能使皮肤血管明显扩张、心跳增速、改善血液循环、增强新陈代谢，从而促进病变物质的排泄，有镇痛、消炎的作用，有利于组织器官的功能恢复。

3. 冷热水交替浴

用冷热水交替刺激，会引起血管扩张和收缩，从而有助于减轻血管充血和组织的炎症。

（二） 按形式分类

1. 淋浴

利用水力势能，刺激头部、肩肌和背部穴位，对偏头痛、头皮屑、肩周炎、背心寒等疼痛有较好的治疗作用。

2. 泡浴

通过海水或温泉中加入精油来起效。浸泡的同时，还可以通过一些按摩冲浪设施，利用强力的水浪刺激腰肌及腰部穴位，能快速促进循环和消炎镇痛、消乏解困，适用于神经麻木、软组织损伤、腰肌劳损及风湿关节炎的辅助治疗。

（三） 按部位分类

1. 全身浴

通常情况下，精油沐浴疗法多为全身沐浴，如淋浴、泡浴等形式。

2. 局部浴

局部浴主要包括手浴、足浴、坐浴等。①手浴可以缓和肩膀和颈部的酸痛，消除全身的紧张。②足浴可以消除足部的浮肿和因寒性体质而引起的失眠症状及足部的一些炎症。③坐浴主要适用于治疗妇科疾病、痔疮、生殖器感染或泌尿系统感染。

三、注意事项

（一） 操作须知

1. 浴前要休息充分，切勿空腹或酒醉洗浴。

2. 出浴后也要注意休息并适量喝点能补充糖分或盐分的饮料，以及适当进食高蛋白、高热量的食物，如蛋、肉、水果等。

3. 要慎重挑选沐浴所用的精油。有些精油成分可能会把肌肤水分带走，令肌肤缺水状况严重。

4. 老年人、久病初愈者，洗浴时应有专人陪伴。

5. 浴水的温度应控制在 37~39℃（体感最佳温度），洗澡时热水浸泡时间一般为 15~20 分钟，不得过长。

（二） 禁忌证

1. 心脏病及高血压患者不宜温水浴。年老体弱、心脏病患者不适合冷水浴。

2. 某些过敏体质的人可能会对有些精油成分产生过敏，结果破坏皮肤表面的滋润层，令皮肤变得干涩紧绷、老化，甚至发红、起皮、发痒。

第四节　湿敷法

一、概念与作用

湿敷法是指用敷布浸吸含有精油的溶液，敷于体表皮肤的治疗方法。湿敷法可应用于身体的任何部位，根据溶液温度的高低，一般分为热敷法和冷敷法，治疗中可视问题症状进行选择，具体如下：

（一） 热敷

热敷可以扩张血管，促进血液循环，增强细胞新陈代谢，打开毛孔，软化死细胞，并有助于改善慢性痛症及舒缓神经紧张，平复情绪。主要用于慢性劳损性疾病的疼痛减轻（背痛、腹痛、风湿痛、耳痛和牙痛等），还可调节生理期不适，减肥塑身。

（二） 冷敷

冷敷具有收敛、镇静肌肤和安抚的效果，适合暗疮及敏感性肌肤使用；可治疗急性损伤和痛症，有唤醒的作用。主要用于发烧、肿痛、头痛、眼睛疲劳、晒伤及扭挫伤等疾病。

二、常用方法

在适量冷水或热水中加入适量精油，将敷布（毛巾、软布、法兰绒或棉质织物）浸泡于内，全部浸湿后将敷布取出拧干，按敷在患处，并用干毛巾或绷带盖住敷布，直至敷布的温度降至体温为止再重复此程序。治疗性的按敷每次不少于 15 分钟。有些较严重的疾病（如扭挫伤导致肿痛较甚者）可以先熏洗，后湿敷，能够增强疗效。

三、注意事项

（一） 操作须知

1. 禁止将未稀释的精油直接涂抹在皮肤上。

2. 严防精油滴入口、眼等部位；若不慎滴入引起不适，应立即用天然乳化剂（如牛奶等）稀释或清水冲洗，严重者送医。

（二） 禁忌证

敏感性皮肤或过敏体质者，应当在精油稀释后，先尝试局部（肘、腕内侧或腋下）涂抹，15 分钟后无任何不良反应，方可使用。

第五节　其他方法

精油的芳香疗法除了前文所述之外，还有很多其他方法，如漱口、洗发、填塞等方式，亦可达到使人身心全面放松、平衡的良好效果。

一、漱口法

漱口法，是指将精油滴入温水中，清洗口腔或漱口的方法。漱口时切勿吞入。该法对口腔问题及呼吸系统症状有显著疗效，可有效缓解感冒症状及口腔不适。

二、洗发法

洗发法，是把香精油添加到洗发水或美发的程序中，可起到改善头部血液循环、滋养头发、防止头发开叉、保持头发健康光泽、减少头皮屑、防止脱发的作用。芳香精油的气味更能消除疲劳，使人头脑清晰、思维活跃。

三、填塞法

填塞法，是指以基质油加药物精油混合，浸棉球纱或纱布条，紧紧填塞入耳或鼻部，用治耳痛、痉挛性咳嗽、鼻塞、鼻出血等。

四、芳香盐法

芳香盐法，是指将精油与热盐盛于布袋内，扎紧袋口，如同热水袋敷于必要部位，亦称为热芳香袋。该法能使芳香物质强烈蒸发，接触部位持续受热，对机体起到综合治疗保健作用，可用治咳嗽、鼻窦炎、腹部绞痛、关节炎等病。

五、喷雾法

喷雾法，是指将精油稀释入清水中，以喷雾方式喷洒于空中，让精油挥发的方法。这种方法不仅能消除异味，还能消毒杀菌；部分精油还具有驱虫效果，可以用来替代化学合成的杀虫剂或空气清新剂。

六、食疗法

食疗法，是指将部分可食用的纯天然植物精油用于入菜或调成饮品的方法。这种方法既可增加食物风味和口感，又能起到助消化的保健作用。远在唐宋时期，我国就记载有通过服用玫瑰花、桂花、茉莉花等芳香植物，使身体散发香味，增加生活情趣，达到养生保健作用。而中医汤剂常配伍应用各种气味芳香的药材，用于疾病防治。对于精油的食用也已在欧洲盛行多年。实际上，从可食用的植物或药物中提炼的精油，一般都可用于口服。

第七章　中医香疗法的应用 ▷▷▷▷

中医香疗法作为一种安全的补充和代替医疗手段越来越受到重视。它弥补了内服汤药之不足，可广泛地应用于临床各科。尤其长于治疗多系统、多器官、多组织的综合病变，对呼吸、心脑血管、消化、内分泌及皮肤系统的亚健康防治具有明显优势。

第一节　常见疾病的应用

一、感冒

凡感受风邪或时行疫毒，导致肺卫失和，以鼻塞、流涕、喷嚏、头痛、恶寒、发热、全身不适等为主要临床表现的外感疾病，称为感冒。其病情轻者亦称"伤风""冒风"或"冒寒"；病情重者称为重伤风。如在一时期内广泛流行，证候又多相类似者，称为时行感冒。此病全年均发，尤以冬春季为多。因四季气候的变化和病邪之殊或体质强弱之异，在证候表现上有风寒、风热、暑湿及体虚感冒之别。

（一）病因病机

感冒之病位在肺卫，而主要在卫表。风性轻扬，即"伤于风者，上先受之"，肺为五脏之华盖，居胸中，属上焦，主气司呼吸，开窍于鼻，主宣发肃降，外合皮毛，职司卫外，且为娇脏，不耐邪扰。外邪侵袭，肺卫首当其冲，卫阳被遏，营卫失和，正邪相争则恶寒发热、头痛、身痛，肺失宣肃则鼻塞、流涕、咳嗽、咽痛。感冒之病因，主要为感受风邪疫毒，尤在气候突变，寒暖失常，正气虚弱的情况下易发。

1. 外感风邪疫毒

外感邪气或疫毒，从皮毛或口鼻侵犯人体，使肺卫失和而发病。风邪虽为六淫之首，但于不同季节，往往随时气而侵入。如冬季多属风寒，春季多属风热，夏季多夹暑湿，秋季多兼燥气，梅雨季节多夹湿邪。若四时之中气候失常，"非其时而有其气"，即春应温而反寒，夏应热而反冷，秋应凉而反热，冬应寒而反暖，亦能使风寒暑湿之邪侵入人体，发生感冒或引起时行感冒的流行。由此可见，外感风邪是感冒的主要原因，但风邪多合时气或非时之气夹疫毒伤人为病。

2. 正气虚弱，肺卫功能失常

若生活起居不慎，寒暖不调或过度疲劳，皆使肌腠不密，肺卫调节功能失常，卫外不固，遇外邪侵袭则易发病。至于年老体衰或先天不足，后天失养，久病、重病之后，致正气虚弱，肌腠空虚，卫表不固，极易为外邪所侵而为体虚感冒。且感邪性质与体质特点相关，阳虚之人易感风寒，阴虚之人易感风热、燥热；痰湿偏盛者易感外湿，湿热偏盛者易感受暑湿。

（二）　适应证型

1. 风寒感冒

恶寒重，发热轻，无汗，鼻塞声重，喷嚏，流清涕，咽痒，咳嗽、痰白清稀，头痛，肢节酸重，口不渴或渴喜热饮。舌苔薄白，脉浮紧。

2. 暑湿感冒

发热，微恶风，汗出热不解，鼻塞流浊涕，头晕重胀痛，身重倦怠，心烦口渴，胸闷脘痞欲呕，尿短赤。舌红，苔黄腻，脉濡数。

（三）　香疗方法

1. 风寒感冒

（1）熏蒸法

［组成］胡椒、丁香各7粒，葱白适量。

［功效］祛风散寒，发汗解表。

［用法］上药加水煮沸，使用香熏炉或电热式香熏灯，把药水倒进香熏炉的盛水器中，点燃香炉或打开电源开关，待热力使药中精华徐徐释放出来，熏蒸面部。

（2）塞鼻法

［组成］白芷3g，冰片0.6g。

［功效］祛风散寒，通窍止痛。

［用法］共研细末，过筛，贮瓶密封，用时取药粉适量，药棉裹之，塞入一侧鼻孔内，每侧鼻孔交替塞30分钟。每日3次，3日为1个疗程。

（3）熨法

［组成］桑叶、菊花、薄荷各10g，连翘20g，生姜10g，桂枝6g，青葱1根。

［功效］祛风散寒，发汗解表。

［用法］诸药打碎分2份装入布袋，水煎20分钟，先取1袋熨颈、项、肩、背等处，稍冷则更换药袋，交替使用。每次30~40分钟，每日2次，3日为1个疗程。同时也可用药汁熏洗各部位，以加强疗效。

（4）贴敷法

［组成］胡椒、丁香各7粒，葱白少许。

［功效］祛风散寒，发汗解表。

［用法］前2味研末，和葱白共捣为膏状，敷于大椎穴（第七颈椎棘突下，即颈后从上往下数第一与第二突起的高骨间），或外敷双足心涌泉穴，敷料覆盖，胶布固定。每日换药1次，连续2~3日。

（5）足浴疗法

［组成］贯众叶 100g，荆芥、苏叶、防风各 30g，薄荷 20g。

［功效］祛风解表。

［用法］将上药择净，放入药罐中，浸泡 5~10 分钟后，水煎取之足浴。每次 15~20 分钟，每日 2~3 次，每日 1 剂。

（6）熏洗法

［方药］苏叶 30g，防风 30g，白芷 20g，生姜 9g，桂枝 10g，藿香 20g，甘草 9g。

［功效］疏风散寒，发汗解表。

［用法］以上 7 味加水煎汤，去渣取液，熏洗头面胸背。

（7）握药法

［组成］杏仁 30 粒，胡椒 31 粒。

［功效］宣肺解表。

［用法］上药共捣为末，生姜汁为丸，将之握于手心约 2 小时，自然汗出。

2. 暑湿感冒

熏蒸法

［组成］香薷、苏叶、藿香、厚朴各 12g，淡豆豉、羌活各 10g。

［功效］祛暑解表，化湿和中。

［用法］加水 2000mL，水煎煮 10 分钟，取汁 1000mL，滤取药液。把接近沸腾的药水注入玻璃或瓷质脸盆中，以大浴巾将整个头面及脸盆覆盖，闭上眼睛，用口鼻交替呼吸，维持 5~10 分钟。每日 2 次，3 天为 1 个疗程。

二、哮病

哮病是以喉间痰鸣有声，呼吸困难，伴吸气延长为主要临床表现的一种疾病，常因感受外邪，或伏痰宿根复加外感，饮食不当等因素诱发。

（一）病因病机

哮喘的发生，乃宿痰内伏于肺，复因外感、饮食、情志、劳倦等诱因引发，以致痰阻气道，气道挛急，肺失宣降，肺气上逆所致。

1. 外邪侵袭

外感风寒或风热之邪，未能及时散表，邪气内蕴于肺，阻遏肺气，气不布津，聚液生痰而成哮喘。

2. 饮食不当

贪食生冷，脾阳受困，寒饮内停，或嗜食酸咸肥甘，积痰蒸热，或因进食海膻鱼蟹等发物，而致脾失健运，饮食不化，水湿不运，痰浊内生，上干于肺，壅阻肺气而发哮喘。

3. 情志失调

情志不遂，肝气郁结，木不疏土；或郁怒伤肝，肝气横逆，木旺乘土，均可致脾失健运，失于转输，水湿蕴成痰浊，上干于肺，阻遏肺气，发生哮喘。

4. 体虚病后

素体禀赋薄弱，体质不强，或病后体弱（如幼年患麻疹、顿咳，或反复感染，咳嗽日久等）导致肺、脾、肾虚损，痰浊内生，发为哮喘。

（二） 适应证型

寒型哮喘

呼吸急促，喉中哮鸣如水鸡声，胸膈满闷如塞，咳不甚，痰少咳吐不爽，色白而多泡沫，口不渴，或渴喜热饮，形寒畏冷，天冷或受寒易发，面色青晦。舌苔白滑，脉弦紧或浮紧。

（三） 香疗方法

寒型哮喘

（1）擦法

[组成] 石菖蒲 12g，葱白 3 根，生姜 30g，艾叶 1 把。

[功效] 温肺散寒，化痰平喘。

[用法] 上药共捣烂炒热，用白布包好，从背部肺俞穴处向下摩擦，每日 1 次。

（2）敷法

[组成] 洋金花 5g，丁香 10g，白芥子 20g，细辛 12g，甘遂 20g。

[功效] 温肺化痰，利气散结。

[用法] 以上药量为 1 人 3 次量或 3 人 1 次量。上药共研，用生姜汁调成膏状，其膏以拇指捏之不滴水，放下不散开为度，装瓶备用。主穴可选大椎、肺俞（双）、定喘（双）、天突、膻中。备用穴选肾俞（双）、足三里（双）。穴位选定后先用 75% 乙醇常规消毒，后将药膏团如 2 倍于豆大之药团置穴位上，再用 4cm×4cm 胶布固定。每年贴 2 个疗程，每疗程 3 次。夏天于三伏天，从初伏开始贴第一次，每隔 10 日贴 1 次，共贴 3 次为第一疗程。冬天于三九天，从一九开始第一次，每隔 9 日贴 1 次，共贴 3 次为第二疗程，如此连续 3 年。

三、胸痹心痛

胸痹心痛是以胸部闷痛，甚则胸痛彻背，喘息不得卧为主症的一种病证。轻者仅胸闷如窒，呼吸欠畅，心前区、膺背肩甲间隐痛、绞痛，历时数秒至数分钟，经休息或治疗后症状缓解，但多反复发作；严重者心痛彻背，背痛彻心，持续不能缓解。据历代文献记载，胸痹心痛有广义、狭义之分，广义者范围甚广，可涉及胃脘等多种疾病。本部分就心之病变引起的狭义胸痹心痛进行论述。西医学中冠状动脉粥样硬化性心脏病之心绞痛、心肌梗死及心包炎等疾病，表现胸痹心痛临床特征者，可参考本节辨证论治。

（一） 病因病机

本病多由年老体虚、饮食不当、情志失调、寒邪内侵等致使心脉痹阻而成，病位在心，与肝、脾、肾三脏功能失调有关。主要病机为本虚标实，本虚为心、脾、肝、肾亏虚，功能失调；标实为寒凝、气滞、血瘀、痰饮痹阻胸阳，阻滞心脉。其发作时以标实为主，尤以血瘀最为突出；缓解期有心、脾、肾气血阴阳之亏虚，以心气虚为主。

1. 年老体虚

年老以后，肾气渐衰。肾阳虚衰则不能鼓动五脏之阳，引起心气不足或心阳不振，血脉失于温煦，鼓动无力而痹阻不通；肾阴亏虚，则不能滋养五脏之阴，可使心阴内耗，心阴亏虚，脉道失润。

2. 饮食不当

嗜食肥甘厚味，日久损伤脾胃，运化失司，聚湿成痰，上犯心胸，气机不畅，心脉痹阻或痰浊久留，痰瘀交阻；或饱餐伤气，推动无力，气血运行不畅。

3. 情志失调

忧思伤脾，脾虚气结，运化失司，津液不能输布，聚而为痰，痰瘀交阻，气血不畅，心脉痹阻；或郁怒伤肝，肝失疏泄，肝郁气滞，郁久化火，灼津成痰，气滞痰浊痹阻心脉。

4. 寒邪内侵

素体阳虚，胸阳不振，阴寒之邪乘虚而入，寒凝气滞，胸阳不展，血行不畅。

（二） 适应证型

1. 气虚血瘀

胸部隐痛阵作，气短乏力，神疲自汗，面色少华。舌质淡或黯，舌边及舌下络脉瘀紫，苔薄白，脉沉细或结代。

2. 气滞血瘀

气滞明显者见心胸隐痛或胀闷憋气，可伴两胁胀痛，常因情志因素而加重，苔白，脉弦；血瘀明显，见胸中刺痛或痛彻肩背，痛处固定，多伴有气短，面色晦暗。舌质青紫，或有瘀斑、瘀点，脉弦涩或结代。

3. 痰浊闭阻

胸部闷痛痞满，口黏乏味，纳呆脘胀，头重身困，恶心呕吐，痰多体胖。舌苔白腻或白滑，脉沉或滑数。

（三） 香疗方法

1. 气虚血瘀

敷贴法

[组成] 川芎30g，红花20g，党参30g，黄芪25g，淫羊藿15g，三七粉30g，麝香0.1g，硝酸异山梨酯0.05g，二甲基亚砜10g。

[功效] 补气温阳，活血通络。

[用法] 将前5味药水煎浓缩，加三七粉、麝香、硝酸异山梨酯调成糊状，于左胸

前 3cm 处将药放在药纸上用胶布固定。4 日换 1 次药。

2. 气滞血瘀

（1）熏蒸法

［组成］檀香、乳香、没药、郁金、醋炒延胡索各 12g，冰片 2g。

［功效］疏肝理气，活血通络。

［用法］使用香熏炉或电热式香熏灯，把煎好的药水倒进香熏炉的盛水器中，点燃香炉或打开电源开关，待热力使药中精华徐徐释放出来，熏蒸面部。

（2）敷贴法

［组成］薤白、川芎、当归、石菖蒲、乳香、没药、丁香。

［功效］宽胸理气，活血通络。

［用法］上药共研细末，麻油调匀成膏。穴位：取内关、通里、三阴交、膻中。每 3 日换贴 1 次。

3. 气滞血瘀夹痰浊

发泡法

［组成］薤白、瓜蒌仁、半夏、陈皮、桂枝、丹参、当归、川芎、石菖蒲、丁香、乳香、没药、冰片（各）等份。

［功效］理气化痰，化瘀止痛。

［用法］以麻油熬成膏药，选贴内关、神门、通里、三阴交、膻中穴。1 次取 2~4 穴，贴 48 小时后撕去。休息 1 日，如法再贴，连贴 2 个月。

四、头痛

头痛是指头部经脉绌急或失养，清窍不利所引起的头部疼痛为特征的一种病证。可分为内伤头痛与外感头痛。头痛是头部整个或局部疼痛的自我感觉，也见于多种急慢性疾患中。西医学认为头痛是多种原因引起的一种证候。因颅内外组织发生病理性改变者，称器质性或神经性头痛；无病理性改变的则称为非器质性头痛。

（一）病因病机

头为"诸阳之会""清阳之府"，五脏之精血，六府之清气，皆上注于脑。若六淫之邪外袭，或直犯清空，或循经上干，致经脉绌急；或内伤诸疾，使正气内虚，阴阳失调，脑脉失养均可导致头痛的发生。其病因病机归纳起来有外感与内伤两个方面。

1. 外感六淫

起居不慎，风寒湿热之邪外袭，引起头部经脉绌急而发生头痛。

2. 内伤不足

"脑为髓之海"，有赖五脏之精血，六腑之清气濡养，故内伤头痛与肝、脾、肾三脏关系最为密切。

（二）适应证型

1. 风寒头痛

头痛起病较急，痛势较剧烈，痛连项背，恶风畏寒，口不渴。苔薄白，脉多浮紧。

2. 风热头痛

起病急，头呈胀痛，甚则头痛如裂，发热或恶风，口渴欲饮，面红目赤，便秘尿黄。舌红苔黄，脉浮数。

3. 风湿头痛

头痛如裹，肢体困重，胸闷纳呆，小便不利，大便或溏。苔白腻，脉濡。

4. 肾虚头痛

头痛而空，每兼眩晕耳鸣，腰膝酸软，遗精，带下，少寐健忘。舌红少苔，脉沉细无力。若头痛畏寒，面白，四肢不温，舌淡，脉沉细而缓，为偏肾阳不足。

5. 瘀血头痛

头痛剧烈，或刺痛，经久不愈，痛处固定不移，舌暗红，或舌边尖有瘀斑、瘀点，或舌下静脉充盈，苔薄白。

6. 偏头风

偏头风又称偏头痛，其病暴发，痛势甚剧，或左或右，或连及眼、齿，痛止如常人，不定期地反复发作，此多肝经风火所致，治宜平肝息风为主。

（三）香疗方法

1. 风寒头痛

（1）敷贴法

方法一：

［组成］白附子 3g，川芎 3g，葱白 1 段。

［功效］祛风散寒止痛。

［用法］研为细末。再将葱白 1 段捣成泥状，加入白附子和川芎末调匀，摊在纸上，贴于两侧太阳穴。

方法二：

［组成］生川芎、白芷、麻黄各 2g，大葱 1 把。

［功效］祛风解表，散寒止痛。

［用法］上药同研为细末，和大葱共捣为泥，敷两侧太阳穴。

（2）熏洗法

［组成］羌活 12g，白芷 12g，川芎 10g，红花 10g，防风 10g，藁本 10g。

［功效］祛风散寒止痛。

［用法］水煎取液洗头。

（3）嗅法

［组成］附子末、艾绒各适量。

［功效］温经散寒止痛。

［用法］混匀装瓶内，以鼻孔对瓶口嗅之。

2. 风热头痛

敷贴法

［组成］山豆根 10g，白芷 10g，薄荷 6g，栀子 10g。

［功效］祛风清热止痛。

［用法］上药共研细末，用浓茶调匀，敷于前额。

3. 风湿头痛

熏洗法

［组成］羌活 20g，防风 15g，桂枝 10g，赤芍 10g，川芎 10g，，荆芥 10g，生姜 10g。

［功效］祛风胜湿止痛。

［用法］水煎取液洗头。每日 1~2 次。

4. 虚寒头痛

敷贴法

［组成］荜茇 3g，细辛 8g，干姜 10g。

［功效］补虚散寒止痛。

［用法］上药共研细末，用酒调为糊状，敷于头部痛处。

5. 偏头痛

（1）敷贴法

方法一：

［组成］川乌 6g，草乌 6g，薄荷 6g，细辛 1g，生石膏 12g，胡椒 1g。

［功效］通窍止痛。

［用法］共研细末，白酒调为糊状，敷太阳穴。

方法二：

［组成］红花、乳香、没药各 10g。

［功效］活血化瘀止痛。

［用法］上药研为细末，用陈醋调为膏状，掺冰片少许混匀，贴于双侧太阳穴，敷料覆盖，胶布固定。每次贴 24 小时，3 日贴 1 次，10 次为 1 个疗程，连续 1~2 个疗程。

（2）塞鼻疗法

方法一：

［组成］白芷、川芎、细辛、升麻、冰片、薄荷各等量。

［功效］祛风通络止痛。

［用法］上药研为细末，装瓶备用，用时以消毒棉球蘸药粉少许，塞鼻孔。每次 10~20 分钟，每日 1~2 次。

方法二：

［组成］公丁香 3 粒，瓜蒂 7 个，赤小豆 7 粒，冰片 0.2g，麝香 0.1g。

［功效］清热化痰止痛。

［用法］上药共研为细末，取黄豆大之药量放入鼻孔内，左边头痛放右鼻孔，右边头痛放左鼻孔。

（3）嗅法

［组成］白胡椒30g，黑豆7粒，鲜姜120g，大枣7枚（去核），葱白茎7枚。

［功效］散寒止痛。

［用法］白胡椒、黑豆共研为细末，与其余各药共捣烂和匀，用纱布包好，嗅之。左边头痛用右鼻孔嗅，右边头痛用左鼻孔嗅，每日5~6次。

五、眩晕

眩晕是由于情志不畅、饮食内伤、体虚久病等病因，引发风、火、痰、瘀上扰清窍或精亏血少，清窍失养所致，临床以头晕、眼花为主要表现。高血压是现代最常见的心血管疾病之一，属中医学"眩晕""头痛"范畴，并与"心悸""胸痹""中风"有一定联系。

（一）病因病机

本病是在情志、饮食、年老体衰等综合因素作用下，体内阴阳平衡失调所致。病位主要在肝、肾，但可涉及心、脾等脏。病属本虚标实之证，肝肾亏虚为病之本，阳亢痰瘀为病之标。

1. 情志刺激

长期情志不畅，肝气郁滞，化火伤阴，阴不制阳，肝阳偏亢，上扰头目，而致头晕、头痛等症。

2. 饮食不节

过食肥甘厚腻，损伤脾胃，致痰湿内生，阻滞经脉，清阳不升，浊气不降而发病。

3. 禀赋不足或年老体衰

素体肾阴不足或年老肾虚，肾阴不足，致使阳气偏亢，虚风内动发为本病。

（二）适应证型

1. 肝阳上亢

眩晕耳鸣，头痛且胀，遇劳、恼怒加重，肢麻震颤，失眠多梦，急躁易怒。舌红苔黄，脉弦。

2. 肝火上炎

头晕且痛，疼势较剧，目赤口苦，胸胁胀痛，烦躁易怒，寐少多梦，小便黄赤，大便干结。舌红苔黄，脉弦数。

3. 痰湿上蒙

眩晕，头重如蒙，视物旋转，胸闷作恶，呕吐痰涎，食少多寐。苔白腻，脉弦滑。

4. 痰热内盛

头重而胀痛，眩晕或昏蒙，耳鸣，心烦不寐，胸闷泛恶多痰。舌红苔黄腻，脉弦滑数。

5. 阴阳两虚

头晕目眩，心悸健忘，头脑空虚，腰酸腿软，耳聋耳鸣，动则气促，肢冷，夜尿频数，或见阳痿。舌淡嫩，苔净，脉细弱或沉。

（三） 香疗方法

1. 肝阳上亢

（1）膏贴法

［组成］吴茱萸 15g，菊花 15g，醋适量。

［功效］平肝息风。

［用法］前 2 味研细末，加适量食醋调成糊状，于睡前敷于双足涌泉穴，用纱布包扎固定，次晨去除。每日 1 次，2 周为 1 个疗程，间歇 1 周再敷贴 1 个疗程，连续 3 个疗程。

（2）浴足法

［组成］肉桂、吴茱萸、磁石各等份。

［功效］平肝潜阳。

［用法］浴足，每日 1 次，每次 30 分钟。

2. 痰湿上蒙

足浴法

［组成］苍术、白术、石菖蒲各 15g。

［功效］燥湿祛痰。

［用法］上药择净，放入药罐中，加清水适量，水煎取汁足浴。每日 2~3 次，每日 1 剂，连续 5~7 日。

3. 风痰上扰

（1）敷脐法

［组成］防风、半夏、丁香、肉桂各等份。

［功效］祛风化痰。

［用法］上药共研细末备用。用时取药末 2g，将 1g 放在 4cm×4cm 的胶布上贴脐部，再将 1g 分成 2 份分别放在 2cm×2cm 的 2 块胶布上贴双侧耳尖上方约 1.5cm 处（晕听区）。每日 1 次，每次 6~8 小时，一周为 1 个疗程。

（2）敷贴法

［组成］吴茱萸、菊花、肉桂各等份。

［功效］平肝息风。

［用法］将前 3 味药研细末，水煎煮至沸，滤渣，于睡前将毛巾放入药水中浸润拧干，敷在额部，并用双手轻轻按压盖在额部的毛巾，使带有精油的水分能尽量渗入皮肤内，按压的时间应在 15 分钟以上，连用 5~10 次。

4. 瘀热阻络

药枕法

［组成］杭菊 500g，荷叶 300g，决明子 300g，白矾 300g，槐米 200g，青葙子 200g，

山楂核 200g，川芎 200g，白芷 50g。

[功效] 清热解毒，活血通络。

[用法] 以上药物均为干品，将决明子、白矾、山楂核、川芎、白芷打碎，荷叶剪碎，然后将诸药混合装入棉布制成的袋内即成。一般半年换一新药枕。睡时尽量使头部接触药枕。

六、胃痛

胃痛，又称胃脘痛，是由胃气阻滞，胃络瘀阻，胃失所养所致的以上腹及胃脘部疼痛为主要症状的一种胃肠病证。本病在胃肠病证中最为多见，发病率较高。西医学中的急性胃炎、慢性胃炎、消化性溃疡、胃痉挛、胃下垂、胃黏膜脱垂症、胃神经官能症等疾病，当其以上腹部胃脘疼痛为主要临床表现时，均可参照本节辨证论治。

（一） 病因病机

胃痛初发多属实证，其病主要在胃，间可及肝；病久常见虚证，其病位主要在脾；亦有虚实夹杂者，或脾胃同病，或肝脾同病。

1. 外邪犯胃

外邪之中以寒邪最易犯胃，夏暑之季，暑热、湿浊之邪也间有之。邪气客胃，胃气受伤，轻则气机壅滞，重则和降失司，而致胃脘作痛。寒主凝滞，多见绞痛；暑热急迫，常致灼痛；湿浊黏腻，常见闷痛。

2. 饮食不节

饥饱失调，寒热不适，偏嗜烟酒，或用伤胃药物，均可伐伤胃气，致气机升降失调而作胃痛。目前，临床上以过食肥甘及烟酒致病者最为常见。

3. 情志不畅

如恼怒则伤肝，肝气失于疏泄条达，横犯脾胃，而致肝胃不和或肝脾不和，气血阻滞则胃病；忧思焦虑则伤脾，脾伤则运化失司，升降失常，气机不畅也致胃痛。

4. 脾胃虚弱

劳倦太过，失血过多，或久病不愈，伤及脾胃；或身体素虚，脾胃不健，运化无权，升降转枢乏力，气机阻滞而致胃病。

（二） 适应证型

1. 寒邪客胃

胃痛暴作，甚则拘急作痛，得热痛减，遇寒痛增，口淡不渴，或喜热饮。苔薄白，脉弦紧。

2. 肝胃气滞

胃脘胀满，攻撑作痛，脘痛连胁，胸闷嗳气，喜长叹息，大便不畅，得嗳气、矢气则舒，遇烦恼郁怒则痛作或痛甚。苔薄白，脉弦。

3. 瘀血阻滞

胃脘疼痛，痛如针刺刀割，痛有定处，按之痛甚，食后加剧，入夜尤甚，或见吐血、黑便。舌质紫暗或有瘀斑，脉涩。

4. 脾胃虚寒

胃痛隐隐，绵绵不休，冷痛不适，喜温喜按，空腹痛甚，得食则缓，劳累或食冷或受凉后疼痛发作或加重，泛吐清水，食少，神疲乏力，手足不温，大便溏泻。舌淡苔白，脉虚弱。

（三）香疗方法

1. 寒型胃痛

（1）敷贴法

方法一：

［组成］艾叶1把。

［功效］散寒止痛。

［用法］揉碎，加酒炒热，纱布包裹，敷脐部，外加热水袋覆盖，直至痛缓。

方法二：

［组成］吴茱萸30g，小茴香30g。

［功效］温经散寒止痛。

［用法］上药加水2000mL，煎煮10分钟，滤取药液。将毛巾放入药水中浸湿，敷在患部，维持热度。每次20分钟，每日3次，5天为1个疗程。

（2）香浴法

［组成］干姜30g，肉桂30g，香附50g，高良姜50g。

［功效］温胃散寒止痛。

［用法］上药加清水适量，浸泡30分钟，煎沸10分钟，把药液倒入浴缸中，然后将全身浸在浴缸中10~15分钟，使皮肤毛孔张开，让其芳香精华渗入皮肤深处，并深深吸入香熏的蒸气，身体充分浸泡后，迅速擦干身体并及时就寝。

（3）足浴法

［组成］桂枝20g，麻黄、羌活、独活各15g，红花、细辛、艾叶各10g。

［功效］温中散寒止痛。

［用法］上药水煎，取之倒入盆中，兑入温水适量，将双足浸入，待水温下降后，再适当兑入热水，边洗边搓，直至水加至踝关节以上，双足暖和，皮肤发红为止。每晚1次，每剂可用3天，可温中散寒。

2. 寒邪客胃型胃痛

（1）热熨法

［组成］川椒、丁香、吴茱萸、细辛各等份。

［功效］散寒止痛。

［用法］研末，纳入脐中，另取盐250g炒烫，分装几个布袋，热敷脐部及胃痛处，

盐袋凉了再更换。

（2）足浴法

［组成］陈皮、法半夏、吴茱萸、干姜、川椒各10g，香菜50g。

［功效］温中散寒止痛。

［用法］将诸药择净，放入药罐中，加清水适量，浸泡5~10分钟后，水煎，取汁放入浴盆中，待温时足浴。每次15~30分钟，每日2次，每日1剂，连续3~5日。

（3）敷脐法

［组成］防风、白芷、龙涎香、细辛、薄荷脑各适量。

［功效］祛风散寒止痛。

［用法］上方共研细末。使用时取适量调为糊状，敷于肚脐上，以塑料薄膜或胶布固定，痛止即可去。

（4）敷脐法

［组成］吴茱萸15g。

［功效］散寒止痛。

［用法］上药研末，醋调为糊状，敷脐部。外以纱布覆盖脐部固定。

3. 气滞血瘀型胃痛

敷贴法

［组成］香附8g，陈皮6g，三棱3g，乳香3g，小茴香6g。

［功效］疏肝理气，化瘀止痛。

［用法］共研细末，熬成膏状，趁热放在纱布上，敷于胃脘部，并轻轻按压，使药物精华尽量渗入皮肤，按压的时间应在15分钟以上，具有较好的缓解疼痛作用。

4. 气滞型胃痛

敷贴法

［组成］吴茱萸、杜仲、蛇床子、五味子、陈皮各50g，木香、丁香各25g。

［功效］理气止痛。

［用法］上药加水2000mL，煎煮10分钟，滤取药液。将毛巾放入药水中浸湿，敷在患部。每次20分钟，每日3次，5日为1个疗程。

5. 脾胃虚寒及血瘀所致胃痛

（1）热熨法

［组成］川椒、川乌、草乌、小茴香、吴茱萸、香附各10g，川芎、丁香、川楝子、延胡索各15g。

［功效］温经散寒，活血理气。

［用法］共研细末，用白酒适量拌匀，放锅中炒至微黄，布包，趁热外熨胃脘疼痛处，药凉后加白酒少许继续炒热后重复热熨。每日3~4次，每剂药用2日，10日为1个疗程，连续2个疗程。

（2）填脐法

方法一：

［组成］胡椒、花椒各5g，生姜3片。

［功效］温中散寒止痛。

［用法］将二椒研为细末，生姜捣烂，加米醋调为稀糊状，外敷于肚脐及双足涌泉穴处，敷料覆盖，胶布固定。每日换药 1 次，连续 2~3 日。

方法二：

［组成］大、小茴香各 5g，生姜 3 片。

［功效］温中散寒止痛。

［组成］将大、小茴香研为细末，生姜捣烂，加米醋调为稀糊状，外敷于肚脐及足三里穴处，敷料覆盖，胶布固定。每日换药 1 次，连续 2~3 日。

（3）药兜法

［组成］艾叶 45g，三棱、莪术、水仙子、红花各 15g，肉桂、木香、草果各 10g，良姜 12g，砂仁 5g。

［功效］温中散寒，行气和胃。

［用法］共研细末，装入双层布袋中，用线缝好，日夜兜在胃脘部。每剂可用 1 个月，连续 2~3 个月。

6. 虚寒型胃痛

（1）敷脐法

方法一：

［组成］荜茇 15g，延胡索 15g，丁香 15g，肉桂 15g，黄酒适量。

［功效］温中补虚，散寒止痛。

［用法］上方共研细末，过筛贮瓶备用。用时每次取药末 20~30g，加入黄酒适量调成糊状，涂敷患者脐（神阙穴）及中脘穴上，盖以纱布，胶布固定。每天换药 1 次，敷至症状解除为止。

方法二：

［组成］巴豆 3 粒，胡椒粉 3g，丁香 3g，大枣 10 枚（去核），姜汁适量。

［功效］温中散寒。

［用法］先将前 3 味药共碾成细末，加入大枣共捣烂如泥，再将生姜汁调和捣烂如厚膏状。同时取一撮如蚕豆大，摊于一块纱布中央，敷于患者脐孔上，外以胶布固定。每日换药 1 次，10 天为 1 个疗程。

（2）药兜法

［组成］丁香、木香、小茴香、川椒、麻黄、桂枝、干姜、细辛、白芷各 10g，红花、苏叶各 30g，艾叶 100g。

［功效］温中散寒。

［用法］上药除艾叶、红花外均碾成粗末，装入 20cm×20cm 左右的双层布袋内，放入适量的棉花做成厚薄均匀的药袋，佩戴于胃脘部，白天使用，晚上取下。隔一周曝晒一次。

七、腹痛

腹痛是指以胃脘以下，耻骨毛际以上部位发生疼痛为主要表现的一种胃肠病证。多种原因导致的脏腑气机不利，经脉气血阻滞，脏腑经络失养，皆可引起腹痛。文献中的"脐腹痛""小腹痛""少腹痛""环脐而痛""绕脐痛"等，均属本病范畴。

内科腹痛作为临床上的常见症状，可见于西医学的许多疾病当中，如急慢性胰腺炎、胃肠痉挛、不完全性肠梗阻、结核性腹膜炎、腹型过敏性紫癜、肠易激综合征、消化不良性腹痛等，当这些疾病以腹痛为主要表现，并能排除外科、妇科疾病时，均可参考本节辨证论治。

（一）病因病机

腹内有肝、胆、脾、肾、大肠、小肠、膀胱等诸多脏腑，并是足三阴、足少阳、手阳明、足阳明、冲、任、带等诸多经脉循行之处，因此，腹痛的病因病机也比较复杂。凡外邪入侵，饮食所伤，情志失调，跌仆损伤，以及气血不足，阳气虚弱等原因，均可引起腹部脏腑气机不利，经脉气血阻滞，脏腑经络失养，发生腹痛。

1. 外感时邪

六淫外邪，侵入腹中，可引起腹痛。伤于风寒，则寒凝气滞，导致脏腑经脉气机阻滞，不通则痛。因寒性收引，故寒邪外袭，最易引起腹痛。若伤于暑热，外感湿热，或寒邪不解，郁久化热，热结于肠，腑气不通，气机阻滞，也可发为腹痛。

2. 饮食不节

暴饮暴食，损伤脾胃，饮食停滞；恣食肥甘厚腻辛辣，酿生湿热，蕴蓄肠胃；误食馊腐，饮食不洁，或过食生冷，致寒湿内停等，均可损伤脾胃，腑气通降不利，气机阻滞，而发生腹痛。

3. 情志失调

抑郁恼怒，肝失条达，气机不畅；或忧思伤脾，或肝郁克脾，肝脾不和，气机不利，均可引起脏腑经络气血郁滞，引起腹痛。若气滞日久，还可致血行不畅，形成气滞血瘀腹痛。

4. 瘀血内阻

跌仆损伤，络脉瘀阻，或腹部手术，血络受损，或气滞日久，血行不畅，或腹部脏腑经络疾病迁延不愈，久病入络，皆可导致瘀血内阻，而成腹痛。

5. 阳气素虚

素体脾阳不振，或过服寒凉，损伤脾阳，内寒自生，渐至脾阳虚衰，气血不足，或肾阳素虚，或久病伤及肾阳，而致肾阳虚衰，均可致脏腑经络失养，阴寒内生，寒阻气滞而生腹痛。

（二）适应证型

1. 寒邪内阻

腹痛急起，剧烈拘急，得温痛减，遇寒尤甚，恶寒身蜷，手足不温，口淡不渴，小便清长，大便自可。苔薄白，脉沉紧。

2. 饮食停滞

脘腹胀痛，疼痛拒按，嗳腐吞酸，厌食，痛而欲泻，泻后痛减，粪便奇臭，或大便秘结。舌苔厚腻，脉滑。多有伤食史。

3. 气机郁滞

脘腹疼痛，胀满不舒，痛引两胁，时聚时散，攻窜不定，得嗳气矢气则舒，遇忧思恼怒则剧。苔薄白，脉弦。

4. 中虚脏寒

腹痛绵绵，时作时止，痛时喜按，喜热恶冷，得温则舒，饥饿劳累后加重，得食或休息后减轻，神疲乏力，气短懒言，形寒肢冷，胃纳不佳，大便溏薄，面色不华。舌质淡，苔薄白，脉沉细。

（三）香疗方法

1. 寒性腹痛

敷脐法一

［组成］细辛 10g。

［功效］散寒止痛。

［用法］上药研为细末，以生姜汁或清水调匀外贴脐部，敷料包扎，胶布固定。一般 5~10 分钟后即能止痛，若加用热水袋外敷脐部，止痛效果更佳。

［提示］适合腹痛急暴或腹痛绵绵、得温痛减、遇冷更甚者。

敷脐法二

［组成］小茴香 6g，吴茱萸 6g。

［功效］散寒止痛。

［用法］上药共研细末，酒炒，填纳脐中，外盖纱布，胶布固定，每 1~2 日 1 次。

2. 气滞及虫积腹痛

敷脐法

［组成］木香、川椒各 5g。

［功效］行气止痛。

［用法］研为细末，加清水适量，调为稀糊状，外敷于肚脐处，敷料包扎，胶布固定。每日换药 1 次，连续 2~3 日，可行气止痛。

3. 虚寒食积腹痛

热熨法

［组成］艾叶 30g，莱菔子 30g，盐 10g。

［功效］温中祛寒，消食除胀。

［用法］上方共炒热，以布包裹熨脐腹部，痛止为度。

4. 气滞腹痛

敷脐法

［组成］小茴香 10g，花椒 10g，延胡索 10g，乳香 10g，枳实 10g，厚朴 10g。

［功效］理气止痛。

［用法］上药共研末备用，每次取药末 1~2g，填纳脐中，点 10 滴水适量，外盖纱布，胶布固定。每天换药 1 次。

5. 脾肾阳虚、阴寒内盛所致腹痛

（1）敷脐法

［组成］吴茱萸 50g，干姜 50g，丁香 50g，小茴香 75g，肉桂 30g，生硫黄 30g，栀子 20g，胡椒 5g，荜茇 25g。

［功效］温中散寒止痛。

［用法］上药共研细末备用，用时每次取药末 25g（小儿用 15g），加等量面粉和匀，用温水调为糊状，敷脐上，外用纱布包扎固定，并以暖水袋热敷。每日换药 1 次。

（2）膏药法

方法一：

［组成］天雄、附子、川乌各一枚，桂枝、干姜、蜀椒各 60g。

［功效］温阳祛寒，化痰散结。

［用法］上药切片，用麻油 1kg 浸（春 5 日，夏 3 日，秋 7 日，冬 10 日）煎熬至药枯焦，去滓滤净；再熬，徐下黄丹适量，不断手搅，以滴水不散为度；去火毒，瓷器收贮。

腹痛少食泄泻，摊成膏加丁香少许，贴脐及中脘；阳衰精冷，摊成膏加肉苁蓉少许，贴脐及丹田；冷哮喘嗽，摊膏加麝香少许，贴肺俞及华盖、膻中；痞块冷积，摊膏加麝香、阿魏少许，贴患处。

方法二：

［组成］肉桂 45g，牡丹皮 24g，黄芪、党参子、木鳖子（去壳）各 30g，荆芥、防风、麻黄、桂枝、柴胡、前胡、升麻、葛根、苏叶、薄荷、羌活、独活、白芷、藁本、川芎、细辛各 15g，生姜、葱头各 120g。

［功效］祛风散寒，健脾止泻。

［用法］上药俱切碎，用麻油 1.5kg 慢火熬焦，去滓；将油称准，每 500g 油，入飞净黄丹 250g，慢火收膏；瓷器收藏 7 日后方可用。

6. 婴儿肠绞痛（寒型）

敷脐法

［组成］木香、小茴香各 30g，肉桂 15g。

［功效］散寒止痛。

［用法］上药共研粗末，炒香炒热，装入布包，敷脐部。轻轻反复揉压，直至药热渐散，重复炒敷。

［提示］适用于婴儿肠绞痛，入夜阵发性哭闹，腹部紧张，面颊发红或伴黄绿色稀水便，无神及脱水。X 线腹腔透视提示肠腔积气。对肠梗阻等外科急腹症，禁用本方治疗。

八、泄泻

泄泻是以大便次数增多，粪质稀薄，甚至泻出如水样为临床特征的一种胃肠病证。粪出少而势缓，若漏泄之状者为泄；粪大出而势直无阻，若倾泻之状者为泻，近代多泄、泻并称，统称为泄泻。一年四季均可发生，以夏秋两季多见。

本病可见于西医学中的多种疾病，如急慢性肠炎、肠结核、肠易激综合征、吸收不良综合征等，当这些疾病出现泄泻的表现时，均可参考本节辨证论治。

（一）病因病机

泄泻的病因是多方面的，主要有感受外邪，饮食所伤，情志失调，脾胃虚弱，命门火衰等。这些病因导致脾虚湿盛，脾失健运，大小肠传化失常，升降失调，清浊不分，而成泄泻。

1. 感受外邪

引起泄泻的外邪以暑、湿、寒、热较为常见，其中又以感受湿邪致泄者最多。脾喜燥而恶湿，外来湿邪，最易困阻脾土，以致升降失调，清浊不分，水谷杂下而发生泄泻，故有"湿多成五泄"之说。寒邪和暑热之邪，虽然除了侵袭皮毛肺卫之外，亦能直接损伤脾、胃、肠，使其功能障碍，但若引起泄泻，必夹湿邪才能为患，即所谓"无湿不成泄"。

2. 饮食所伤

饮食过量，停滞肠胃；或恣食肥甘，湿热内生；或过食生冷，寒邪伤中；或误食腐馊不洁，食伤脾胃肠，化生食滞、寒湿、湿热之邪，致脾运化失职，升降失调，清浊不分，而发生泄泻。

3. 情志失调

烦恼郁怒，肝气不舒，横逆克脾，脾失健运，升降失调；或忧郁思虑，脾气不运，土虚木乘，升降失职；或素体脾虚，逢怒进食，更伤脾土，引起脾失健运，升降失调，清浊不分，而成泄泻。

4. 脾胃虚弱

长期饮食不节，饥饱失调，或劳倦内伤，或久病体虚，或素体脾胃肠虚弱，使胃肠功能减退，不能受纳水谷，也不能运化精微，反聚水成湿，积谷为滞，致脾胃升降失司，清浊不分，混杂而下，遂成泄泻。

5. 肾阳虚衰

久病之后，肾阳受损；或房室无度，命门火衰，致脾失温煦，运化失职，水谷不化，升降失调，清浊不分，而成泄泻。且肾为胃之关，主司二便，若肾气不足，关门不利，则可发生大便滑泄、洞泄。

（二）适应证型

1. 寒湿内停

泄泻清稀，甚则如水样，腹痛肠鸣，脘闷食少，苔白腻，脉濡缓。若兼外感风寒，则恶寒发热头痛，肢体酸痛，苔薄白，脉浮。

2. 食滞肠胃

泻下稀便，臭如败卵，伴有不消化食物，脘腹胀满，腹痛肠鸣，泻后痛减，嗳腐酸臭，不思饮食。苔垢浊或厚腻，脉滑。

3. 脾胃虚弱

因稍进油腻食物或饮食稍多，大便次数即明显增多而发生泄泻，伴有不消化食物，大便时泻时溏，迁延反复，饮食减少，食后脘闷不舒，面色萎黄，神疲倦怠。舌淡苔白，脉细弱。

4. 肾阳虚衰

黎明之前脐腹作痛，肠鸣即泻，泻下完谷，泻后即安，小腹冷痛，形寒肢冷，腰膝酸软。舌淡苔白，脉细弱。

（三） 香疗方法

1. 寒湿泄泻

（1）敷脐法

［组成］炒五倍子 6g，干姜 6g（鲜姜加倍），吴茱萸 3g，丁香 3g。

［功效］散寒祛湿。

［用法］上方共研细末，用 75% 酒精或 65%（v/v）白酒调成糊膏，敷神阙穴。1 日换药 2 次，连用 3~4 天。

（2）热敷法

［组成］胡椒、透骨草各 9g，艾叶 15g。

［功效］散寒祛湿。

［用法］将上述药物加水 2000mL，水煎取汁 1000mL，滤取药液。将毛巾放入药水中浸湿，热敷腹部，使带有精油的水分能尽量渗入皮肤内，热敷时间应在 15 分钟以上。每次 30 分钟，每日 1 次。

2. 寒泻

敷脐法

方法一：

［组成］胡椒 10g。

［功效］温中散寒。

［用法］上药药末，以饭团少许和作饼，贴肚脐上。

方法二：

［组成］木鳖子 1 个，丁香 3g，麝香 0.01g。

［功效］祛寒止泻。

［用法］上药共研细末，撒膏药上贴脐部。

方法三：

［组成］白芥子、白胡椒各 30g，丁香、肉桂各 10g。

［功效］消胀祛寒。

［用法］上药共研为细末，将药粉分为 3 份，每次取 1 份，醋调外敷脐周。2 小时换药 1 次。

3. 消化不良性腹泻，寒证腹痛。

敷脐法

［组成］肉桂末 0.5g，胡椒 0.5g。

［功效］散寒止泻。

［用法］上药和匀，放脐内，外用胶布固定。1 天换药 1 次。

4. 脾湿泄泻

敷脐法

［组成］苍术适量。

［功效］燥湿健脾。

［用法］上药研末，每取苍术粉 2g，温水调糊状敷脐部，外盖纱布，胶布固定。1 天换药 1 次。

九、便秘

便秘是指由于大肠传导功能失常导致的以大便排出困难，排便时间或排便间隔时间延长为临床特征的一种大肠病证。

西医学中的功能性便秘，即属本病范畴。肠易激综合征、肠炎恢复期、直肠及肛门疾病所致之便秘，药物性便秘，内分泌及代谢性疾病所致的便秘，以及肌力减退所致的便秘等，可参照本节辨证论治。

（一） 病因病机

便秘的病因是多方面的，其中主要的有外感寒热之邪，内伤饮食情志，病后体虚，阴阳气血不足等。本病病位在大肠，并与脾、胃、肺、肝及肾密切相关。

1. 肠胃积热

素体阳盛，或热病之后，余热留恋，或肺热肺燥，下移大肠，或过食肥甘厚味，或过食辛辣，或过服热药，均可致肠胃积热，耗伤津液，肠道干涩失润，粪质干燥，难于排出，形成热结便秘。

2. 气机郁滞

忧愁思虑，脾伤气结；或抑郁恼怒，肝郁气滞；或久坐少动，气机不利，均可导致腑气郁滞，通降失常，传导失职，糟粕内停，不得下行，或欲便不出，或出而不畅，或大便干结而成气滞便秘。

3. 阴寒凝滞

恣食生冷，凝滞胃肠；或外感寒邪，直中肠胃；或过服寒凉，阴寒内结，均可导致阴寒内盛，凝滞胃肠，传导失常，糟粕不行，而成冷结便秘。

4. 气虚阳衰

饮食劳倦，脾胃受损；或素体虚弱，阳气不足；或年老体弱，气虚阳衰；或久病产后，正气未复；或过食生冷，损伤阳气；或苦寒攻伐，伤阳耗气，均可导致气虚阳衰，气虚则大肠传导无力，阳虚则肠道失于温煦，阴寒内结，便下无力，使排便时间延长，形成阳气虚弱性便秘。

5. 阴亏血少

素体阴虚，津亏血少；或病后产后，阴血虚少；或失血夺汗，伤津亡血；或年高体弱，阴血亏虚；或过食辛香燥热，损耗阴血，均可导致阴亏血少，血虚则大肠不荣，阴亏则大肠干涩，肠道失润，大便干结，便下困难，而成肠燥便秘。

（二） 适应证型

阳气虚衰

大便或干或不干，皆排出困难，小便清长，面色㿠白，四肢不温，腹中冷痛，得热痛减，腰膝冷痛。舌淡苔白，脉沉迟。

（三） 香疗方法

1. 阳虚便秘

（1）药袋法

［组成］丁香、附子各 25g，川乌、白芷、皂荚各 15g，胡椒 5g，细辛 3g。

［功效］温阳散寒通便。

［用法］上药共研为细末，再取独头蒜 10g 捣碎，和上药炒热，装入药袋中，放于小腹上，上面再覆盖热水袋。每日 1~2 次，每次 30 分钟。

（2）敷脐法

方法一：

［组成］附子 15g，丁香 15g，川乌、白芷、牙皂各 6g，胡椒 3g，麝香少许。

［功效］温阳散寒通便。

［用法］上药同大蒜捣碎敷脐部，气虚加黄芪，血虚加当归或肉苁蓉，再将药装竹管中吹入肛门，即通。

方法二：

［组成］葱白 1 握，胡椒 50 粒。

［功效］温阳散寒通便。

［用法］上药捣碎制成饼状，焙热，和轻粉 0.3g 贴敷脐部。

十、痛经

西医学把痛经分为原发性痛经和继发性痛经，前者又称功能性痛经，系指生殖器官无明显器质性病变者，后者多继发于生殖器官某些器质性病变，如盆腔子宫内膜异位症、子宫腺肌病、慢性盆腔炎等。本节讨论的痛经，包括西医学的原发性痛经和继发性痛经。功能性痛经容易痊愈，器质性病变导致的痛经病程较长，缠绵难愈。

（一）　病因病机

本病的发生与冲、任、胞宫的周期性生理变化密切相关。主要病机在于邪气内伏或精血素亏，更值经期前后冲任二脉气血的生理变化急骤，导致胞宫的气血运行不畅，"不通则痛"，或胞宫失于濡养，"不荣则痛"，故使痛经发作。

1. 肾气亏损

先天肾气不足，或房劳多产，或久病虚损，伤及肾气，肾虚则精亏血少，冲任不足，经行血泄，胞脉愈虚，失于濡养，"不荣则痛"，故使痛经。

2. 气血虚弱

素体虚弱，气血不足，或大病久病，耗伤气血，或脾胃虚弱，化源不足，气虚血少，经行血泄，冲任气血更虚，胞脉失于濡养，"不荣则痛"，故使痛经。

3. 气滞血瘀

素性抑郁，或忿怒伤肝，肝郁气滞，气滞血瘀，或经期产后，余血内留，蓄而成瘀，瘀滞冲任，血行不畅，经前经时气血下注冲任，胞脉气血更加壅滞，"不通则痛"，故使痛经。

4. 寒凝血瘀

经期产后，感受寒邪，或过食寒凉生冷，寒客冲任，与血搏结，以致气血凝滞不畅，经前经时气血下注冲任，胞脉气血更加壅滞，"不通则痛"，故使痛经。

5. 湿热蕴结

素有湿热内蕴，或经期产后，感受湿热之邪，与血搏结，稽留于冲任、胞宫，以致气血凝滞不畅，经行之际，气血下注冲任，胞脉气血更加壅滞，"不通则痛"，故使痛经。

（二）　适应证型

1. 气滞血瘀

经前或经期小腹胀痛拒按，胸胁、乳房胀痛，经行不畅，经色紫黯有块，块下痛减。舌紫黯，或有瘀点，脉弦或弦涩有力。

2. 寒湿凝滞

经前或经期小腹冷痛拒按，得热则痛减，经血量少，色黯有块，畏寒肢冷，面色青白。舌黯，苔白，脉沉紧。

3. 气血虚弱

经期或经后小腹隐痛喜按，月经量少，色淡质稀，神疲乏力，头晕心悸，失眠多梦，面色苍白。舌淡，苔薄，脉细弱。

4. 肝肾亏损

经期或经后小腹隐隐作痛，喜按，月经量少，色淡质稀，头晕耳鸣，腰酸腿软，小便清长，面色晦黯。舌淡，苔薄，脉沉细。

（三） 香疗方法

1. 气滞血瘀，寒湿凝滞痛经

（1）热熨法

［组成］香附 12g，延胡索 10g，桂枝 9g，官桂 8g，木香 6g，鸡血藤 20g。

［功效］温经散寒，行气止痛。

［用法］将药物捣烂外敷贴丹田，然后温灸。有气滞血瘀的，加桃仁 12g，赤芍 10g，外敷关元、命门；若寒湿凝滞，加茴香 12g，蒲黄 6g，外敷骶部和肚脐。

（2）洗足法

［组成］益母草、香附、乳香、没药、夏枯草各 20g。

［功效］化瘀理气。

［用法］上药水煎 2000mL，浸泡两足。每次 15~20 分钟，每日 1 次，连续 3~5 日。

2. 寒凝痛经

敷脐法

［组成］当归、吴茱萸、肉桂、细辛、乳香、没药各 50g，樟脑 3g（研末）。

［功效］养血温经，活血止痛。

［用法］先将当归、吴茱萸、肉桂、细辛共水煎 2 次，滤液浓缩成稠状，混入溶于适量 95% 乙醇的乳香药液中，烘干后研细末加樟脑备用。经前 3 天取末 3g，用黄酒数滴拌成糊糊状，外敷脐中，用伤湿止痛膏固定，药干则调换 1 次，经行后 3 天取下，每月 1 次，连续使用，治愈或有微痛为止。

3. 寒凝气滞痛经

（1）敷脐法

［组成］肉桂、沉香各 3g，干姜、吴茱萸、香附、艾叶、小茴香各 6g，当归、延胡索各 9g。

［功效］温经散寒，理气止痛。

［用法］诸药混合研为细末，置于双层纱布袋中，敷于脐部，外用绷带固定，另用热水袋置药上温之。一日 3 次，每次 30 分钟。

（2）熨脐法

［组成］石菖蒲 30g，白芷 30g，丁香 10g，食盐 500g。

［功效］温经散寒止痛。

［用法］先将前 3 味药研成细末，后将食盐炒热，再把药末倒入拌炒片刻取出，装入白布袋中，扎紧袋口备用。嘱患者仰卧床上，将药袋热熨脐部及痛处，覆被静卧片刻即愈。若 1 次未愈，可再炒热，继续熨敷 1 次。

（3）点滴法

［组成］肉桂、丁香、樟脑（可用冰片代替）各 30g。

［功效］温经散寒，行气止痛。

［用法］将上药压碎，以酒 500mL 浸泡 1 个月去渣，置眼药瓶或滴鼻液瓶中备用。

用时将 5~10 滴点舌面，先含后咽。

4. 寒湿闭经或痛经

热熨法

[组成] 晚蚕砂 100g，益母草 60g，小茴香、桂枝、赤芍各 30g。

[功效] 散寒祛湿，温经通络。

[用法] 为粗末，蒸熨少腹、关元穴。

5. 瘀血痛经

（1）敷贴法

[组成] 丁香、肉桂、延胡索、木香等份。

[功效] 活血温经止痛。

[用法] 诸药混合碾为细末，过 100 目筛，和匀，瓶贮备用。月经将行或疼痛发作时，用药末 2g 置胶布上，外贴关元穴，若疼痛不止，加贴双侧三阴交。隔日 1 次（夏季每日换药一次），每月贴 6 次为 1 个疗程。

（2）敷脐法

方法一：

[组成] 乳香、没药、白芍、川牛膝、丹参、山楂、木香、红花各等量，冰片 1g（另研），姜汁或黄酒（适量）。

[功效] 活血化瘀，调理冲任。

[用法] 上药除冰片另研外，其余药物共碾细末，瓶贮备用。临用时取药末 10~15g，加入冰片 1.2g 拌匀，以姜汁或黄酒适量调成糊状，以药糊涂布于患者脐中，外用胶布固定，每天换药 2 次，连续涂药 10 次为 1 个疗程。

方法二：

[组成] 乳香、没药各 15g。

[功效] 活血化瘀止痛。

[用法] 两药混合共碾细末，备用。于月经来潮前取 5g，调黄酒制成药饼如五分硬币般稍厚、大，贴在患者脐孔上，外以胶布固定，每天换药 1 次。

方法三：

[组成] 云南白药适量。

[功效] 活血化瘀。

[用法] 白酒调为稀糊状，填于肚脐处，外用胶布固定，并可用热水袋热熨肚脐处。每日 2~3 次，每次 10~15 分钟，药糊每日 1 换，连续 3~5 天。

6. 虚寒性痛经

敷脐法

[组成] 吴茱萸 15g，肉桂 10g，茴香 15g。

[功效] 补虚散寒。

[用法] 以上 3 味共研细末，用少量白酒炒热，趁温热敷于脐部，然后用消毒纱布覆盖，再用胶布固定。每月行经前敷 3 日即效。

十一、经断前后诸证

本病相当于西医学更年期综合征，妇女在绝经前后出现烘热面赤，进而汗出，精神倦怠，烦躁易怒，头晕目眩，耳鸣心悸，失眠健忘，腰背酸痛，手足心热，或伴有月经紊乱等与绝经有关的症状，称"经断前后诸证"，又称"经绝前后诸证"。这些证候常参差出现，发作次数和时间无规律性，病程长短不一，短者数月，长者可迁延数年以至十数年不等。双侧卵巢切除或放射治疗后双侧卵巢功能衰竭者，也可出现更年期综合征的表现。

（一）病因病机

本病的发生与绝经前后的生理特点有密切关系。妇女49岁前后，肾气由盛渐衰，天癸由少渐至衰竭，冲任二脉气血也随之而衰少，在此生理转折时期，受内外环境的影响，如素体阴阳有所偏胜偏衰，素性抑郁，宿有痼疾，或家庭、社会等环境改变，易导致肾的阴阳失调而发病。"肾为先天之本"，又"五脏相移，穷必及肾"，故肾阴肾阳失调，每易波及其他脏腑，而其他脏腑病变，久则必然累及于肾，故本病之本在肾，常累及心、肝、脾等多脏、多经，致使本病证候复杂。

1. 肾阴虚素

体阴虚血少，经断前后，天癸渐竭，精血衰少，复加忧思失眠，营阴暗损，或房事不节，精血耗伤，或失血大病，阴血耗伤，肾阴更虚，脏腑失养，遂致经断前后诸证发生。

2. 肾阳虚素

体虚弱，肾阳虚衰，经断前后，肾气更虚，复加大惊卒恐，或房事不节，损伤肾气，命门火衰，脏腑失煦，遂致经断前后诸证发生。

（二）适应证型

1. 肾阴虚型

经断前后，头晕耳鸣，腰酸腿软，烘热汗出，五心烦热，失眠多梦，口燥咽干，或皮肤瘙痒，月经周期紊乱，量少或多，经色鲜红。舌红苔少，脉细数。

2. 肾阳虚型

经断前后，头晕耳鸣，腰痛，腹冷阴坠，形寒肢冷，小便频数或失禁，带下量多，月经不调，量多或少，色淡质稀，精神萎靡，面色晦暗。舌淡，苔白滑，脉沉细而迟。

（三）香疗方法

防治更年期综合征

（1）洗浴法

［组成］黄芪150g，麻黄根120g，白术、防风、白芷、艾叶各100g。

［功效］健脾益气。

［用法］水煎，将药液倒入浴盆中，全身浸泡。每次30分钟，每日2次。

（2）香浴法

方法一：

［组成］玫瑰花、艾叶各 30g，香附 50g。

［功效］疏肝解郁。

［用法］将上药加水 2000mL，水煎取汁 1000mL，滤取药液。药液倒入浴缸中，然后患者浸泡在浴缸中 10~15 分钟，使皮毛孔张开，让其芳香精华渗入皮肤，并深深地吸入香熏的蒸气，待身体充分浸泡后，迅速擦干身体就寝。

方法二：

［组成］菊花 30g，郁金 50g，金银花 40g。

［功效］清热疏肝。

［用法］将上药加水 2000mL，水煎取汁 1000mL，滤取药液。药液倒入浴缸中，然后浸泡。每次 30 分钟，每日 2 次。

十二、消渴

糖尿病属中医学"消渴"证范畴，又有消瘅、鬲消、肺消、消中等称谓。糖尿病是一种以慢性血糖水平增高为特征的代谢性疾病，是由于胰岛素分泌缺陷和（或）其生物作用受损所引起。临床典型表现为"三多一少"，即多尿、多饮、多食和体重减轻。其病理改变包括机体长期处于碳水化合物、脂肪和蛋白质代谢紊乱，导致心脏、肾脏、眼、血管、神经等多部位的慢性损害和功能障碍；病情严重或应激状态时可发生糖尿病酮症酸中毒、高血糖高渗状态等并发症。

当前，糖尿病患病率正随着人民生活水平提高、人口老龄化、生活方式改变而迅速增加。根据国际最新临床诊断标准，我国 18 岁及以上人群中，糖尿病估测患病率为 11.6%，约 1.139 亿，糖尿病等慢性非传染性疾病已逐渐成为我国重要的社会卫生问题。

（一）病因病机

中医学认为，本病多因先天禀赋不足或年老体弱，加之后天饮食不节、情志失调等，致使火热内生，阴津渐耗而成。阴虚是病变的实质，气虚是糖尿病不愈之症结，血瘀是糖尿病合并症的关键，阴阳两虚是糖尿病发展的趋势。

1. 饮食不节

久嗜醇酒厚味，损伤脾胃，脾失健运，酿成内热，消谷耗津，发生消渴。

2. 情志不调

五志过极，郁而化火，消烁津液，引发消渴。

3. 房事不节

恣情纵欲，肾虚精耗，肾虚固摄无权，精耗则气不化津，故小便多而消渴。

4. 禀赋不足或年老肾亏

素体阴虚，或年老肾阴渐亏，阴虚内热，或热病燥热伤阴，均可发为消渴。

5. 瘀血阻络

热灼阴伤，或情志不遂，气滞血瘀，或病久入络，瘀血内停，变生他症。

（二）　适应证型

1. 肺胃燥热

烦渴引饮，消谷善饥，身体渐瘦，小便频数量多，尿色混浊而黄。舌红少苔，脉滑数。

2. 脾胃气虚

口渴引饮，易饥与便溏并见，或饮食减少，面色萎黄，精神不振，体乏无力。舌淡苔白而干，脉细弱无力。

3. 肾阴亏损

尿频量多，浊如脂膏，味甜，口舌燥，或渴而多饮，五心烦热，头晕乏力，腰膝酸软，遗精失眠。舌红，脉细或细数。

4. 阴阳两虚

乏力自汗，形寒肢冷，面色黧黑，腰膝酸软，耳轮焦干，多饮甚则饮一溲一，混浊如膏。或浮肿少尿，或五更泄泻，阳痿早泄。舌淡，苔白而干，脉沉细无力。

（三）　香疗方法

1. Ⅱ型消渴病的辅助疗法

膏药法

［组成］黄芪 600g，山药 30g，苍术 30g，薏苡仁 30g，玄参 30g，生熟地黄各 30g，生牡蛎 60g，黄精 30g，肉苁蓉 30g，菟丝子 30g，金樱子 30g，蚕砂 30g，草薢 30g，石菖蒲 30g，丹参 30g，生大黄 30g，僵蚕 30g，全蝎 30g，白芥子 15g，五倍子 30g，地骨皮 30g，淫羊藿 30g，莱菔子 15g，水蛭 15g，肉桂 15g，小茴香 15g，黄连 15g，冰片 2g，蟾酥 2g，樟脑 1g，麝香 0.5g。

［功效］益气养阴，除湿消瘀。

［用法］上方为 1 剂。将前 28 种水煎提取成浸膏，再将后 4 种研成极细粉加入浸膏中搅拌均匀。将药膏涂于 2cm×2cm 的橡皮膏上，每贴药膏 1~2g，并用塑料薄膜覆盖于膏药表面备用。

2. 消渴病足部感染外治法

足浴法

方法一：

［组成］桂枝、生附片各 50g，紫丹参、忍冬藤、生黄芪各 100g，乳香、没药各 24g。

［功效］温阳益气，活血通络。

［用法］将上药放入锅中，加水 5000mL，用文火煮沸后再煎 20 分钟，将药液倒入木桶内，待温度降至 50℃左右时，患足放入药液内浸泡，药液可浸至膝部。每次浸泡 30 分钟，每日 1 次，每剂药可浸泡 5 日。以后每次浸泡，仍将原药的药渣一同放入锅内

煮沸。

　　［提示］适用于糖尿病肢端坏疽。一般连续用药半个月，最长连续用药 80 日，可获临床治愈，患趾破溃面愈合，疼痛消失。

　　方法二：

　　［组成］川楝子 30g，乳香 20g，血竭、孩儿茶、石决明各 10g，牡蛎 2g，轻粉 5g，牛黄、珍珠、冰片、麝香各 1g。

　　［功效］清热解毒，消肿生肌，活血止痛。

　　［用法］将诸药择净，共研细末，装瓶备用。局部常规消毒后，将本品外撒患处，并用无菌消毒纱布包扎，勿使足外部受压，并抬高患肢。每 3 日换药 1 次，3 周后视创面愈合情况改为 5~7 日换药 1 次，直至痊愈。

第二节　养生保健

　　香道，也就是用香之道，它是一种审美的活动，涉及人们视觉、嗅觉、触觉等方面的体验。香道养生也即是借助品香的活动来实现身心的调养，在香道的仪式当中，心情会慢慢得以平静，芳香的气息会通过人的呼吸系统刺激神经，从而实现调节人体的内分泌，促进新陈代谢，增强肌体免疫力的效果。香道在古代备受文人雅士和贵族阶级的推崇，成为他们修身养性和养生保健的好伴侣。随着社会经济的发展，香道在养生、休闲方面的作用受到当代人的广泛关注和追捧。

一、调节情志

　　香，不仅芳香养鼻，还可颐养身心、祛秽疗疾、养神养生。人类对香的喜好，乃是与生俱来的天性。香，在馨悦之中调动心智的灵性，于有形无形之间调息、通鼻、开窍、调和身心，妙用无穷。

（一）忧郁症

　　忧郁症是神经官能症的一个症状，它是由于用脑过度，精神紧张，体力劳累所引起的一种机体功能失调所引起的疾病。几乎每个人都有情绪低落的时候，常常是因为生活中一些不如意的事情，如果患者不仅情绪低落，而且出现对通常从事的活动失去兴趣、极度疲乏，睡眠受影响或有负罪感及无助感，从而导致不能正常的工作、学习和生活，就要引起注意。香疗能够使患者容易接受，在不知不觉中调节身心健康，缓解忧郁症。

　　香浴法

　　方法一：

　　［组成］郁金香、柠檬花、牡丹花、芍药花、茉莉花、桃花、梅花、紫罗兰各适量。

　　［用法］浴缸内放满温水，将上述花放入浴缸内，入浴浸泡 15~20 分钟。每日 1 次，连续浸浴 7 日。

［作用］缓和紧张，镇静情绪。

方法二：

［组成］薄荷、菊花、茉莉花各适量。

［用法］浴缸内放满温水，将上述香药放入浴缸内，入浴浸泡 15～20 分钟。每日 1 次，连续浴疗 7 日。

［作用］缓和紧张，镇静情绪。

（二）沮丧症

沮丧症又称作"精神萎靡症"，是常见的一种轻微发作的抑郁症。一般说来，自尊心极强，缺乏准备的人，都有不同程度的表现。通过香疗可以振奋患者精神与生理，从而达到治疗疾病的目的。

1. 香熏法

［组成］川芎、白芷各 60g，桔梗、檀香各 90g，甘草 180g。

［用法］水煎去渣，使用香熏炉或电热式香熏灯，把煎好的药水倒进香熏炉的盛水器中，点燃香炉或打开电源开关，待热力使药中精华徐徐释放出来，熏蒸面部。

［作用］振奋精神，平抚颓丧的不安情绪，重振信心。

2. 香浴法

方法一：

［组成］郁金香、梅花、紫罗兰各适量。

［用法］浴缸内放满温水，将上述药放入浴缸内，入浴浸泡 15～20 分钟。每日 1 次，连浴 7 日。

［作用］振奋精神，平抚颓丧的不安情绪，重振信心。

方法二：

［组成］薄荷、荷叶、茉莉花各适量。

［用法］水煎，把药液倒入浴缸中。然后将全身浸泡在浴缸中约 15 分钟。每日 1 次，连浴 7 日。

［作用］振奋精神，平抚颓丧的不安心情，重振信心。

（三）焦虑症

焦虑症又叫作焦虑性神经症。表现为经常或持续的，无明确对象或固定内容的紧张不安，多对现实生活中某些问题过于担心或烦恼，这种紧张不安、担心或烦恼与现实不相称，常伴有自主神经亢进、运动肌肉紧张和过分警惕等。通过香疗法对治疗该病有明显疗效。

1. 香佩法

［组成］沉香、丁香、甘松香、藿香、木香、鸡舌香、雀脑香各 30g，麝香 15g，檀香 90g，零陵香 300g。

［用法］将上药研细末，制成香囊，随身佩戴。

［作用］缓和紧张，镇静情绪。

2. 香浴法

方法一：

［组成］藿香、木香、鸡舌香、雀脑香各 50g，零陵香 100g。

［用法］水煎去渣，把药液倒入浴缸中，然后浸浴。每日 1 次，每次 20 分钟，连浴 7 日。

［作用］缓和紧张，镇静情绪。

方法二：

［组成］沉香、丁香、甘松香各 30g，紫罗兰花适量。

［用法］水煎滤出，把药液倒入浴缸中，然后浸浴。每日 1 次，每次 20 分钟，连浴 7 日。

［作用］缓和紧张，镇静情绪。

（四）癔症

癔症又称歇斯底里症，是由于精神因素，特别是精神紧张，恐惧引发的一种精神障碍。主要表现为发作性意识范围狭窄，具有发泄特点的急剧情感暴发，精神恍惚，选择性遗忘或自我身份识别障碍等。癔症的心理治疗很重要，让癔症患者接受香疗，无论是从心理上还是精神上都可以帮助患者解除痛苦，减少发作。

1. 熏蒸法

［组成］桃花 30g，杏花 30g，玫瑰花 20g。

［用法］水煎，使用香熏炉或电热式香熏灯，把煎好的药水倒进香熏炉的盛水器中，点燃香炉或打开电源开关，待热力使药中精华徐徐释放出来，熏蒸面部或全身。早、晚各 1 次，连用 3 周。

［作用］消除烦闷不安的情绪。

2. 香熏法

［组成］防风、零陵香、藁本各 20g，甘松、山柰、茅香各 15g。

［用法］将上药研为细末，制成香品，用时放入香炉，点燃则香烟飘逸，每日熏香。

［作用］消除烦闷不安的情绪。

3. 香枕法

［组成］冬瓜仁、白芷、当归、川芎、沙参、柴胡、防风、天花粉各 20g。

［用法］将以上药研末，制成香枕。

［作用］消除烦闷不安的情绪。

4. 药浴法

［组成］艾叶 20g，肉桂、白芷各 10g。

［用法］将诸药择净，放入药罐中，加清水适量，浸泡 5~10 分钟后，水煎取汁，取一块洁净纱布浸泡其中，浸湿后取出擦洗双足涌泉穴，而后足浴。每日 1 次，每次 10~20 分钟。

［作用］引火归原，消除烦闷不安的情绪。

（五）　悲伤

悲伤是种情绪反应，多数高等哺乳动物均有此反应，人类最为显著，是悲痛哀伤之意。愉快而平静的情绪，能使人的大脑及整个神经系统处于良好的活动状态，保持人体各脏腑组织系统的功能正常，心理活动协调一致，而悲伤情绪会严重影响人体健康。通过香疗法可缓解患者悲伤情绪，达到治疗目的。

香浴法

方法一：

［组成］沉香、麝香、白檀香、青木香、零陵香、甘松香、藿香各 20g，丁香 10g。

［用法］将上述药物水煎去渣，把药液倒入浴缸中，然后将全身浸泡在浴缸中 10~15 分钟。

［作用］安抚悲伤，舒缓身心。

方法二：

［组成］肉豆蔻、白芷、桂心各 15g，香附、甘松香、当归各 6g，槟榔 2 枚。

［用法］水煎去渣，把药液倒入浴缸中，然后将全身浸泡在缸中，每日 1 次，每次 20 分钟。

［作用］安抚悲伤，舒缓身心。

方法三：

［组成］瓜子、川芎、藁本、当归各等份。

［用法］水煎，使用香熏炉或电热式香熏灯，把煎好的药水倒进香熏炉的盛水器中，点燃香炉或打开电源开关，热力使药中精华徐徐释放出来，熏蒸面部。

［作用］安抚悲伤，舒缓身心。

（六）　愤怒

愤怒是个人的意愿遭到挫折或对客观事物不满时，为寻求心理平衡而进行的情绪释放。长期容易发怒的人，免疫功能下降，容易导致其他疾病的发生。

香佩法

方法一：

［组成］麝香 1g，沉香 6g，白檀香、香附各 10g。

［用法］上药捣罗为末，制作成香囊佩戴。

［作用］平心静气，释放负面情绪。

方法二：

［组成］沉香、白檀香各 30g，麝香 2.5g，冰片 1.5g。

［用法］将上药研为极细末，制作成香囊佩戴。

［作用］平心静气，释放负面情绪。

二、延缓衰老

衰老是指生物体在其生命的后期阶段所进行的全身性、多方面、十分复杂、循序渐进的退化过程。利用芳香疗法可延缓衰老，延长生命力。

1. 香枕法

［组成］甘草 2g，川芎 30g，白芷 90g。

［用法］捣筛为散，与绿豆皮一起装入枕头。

［作用］怡情悦志，延年益寿。

2. 香浴法

［组成］白芷、柑子皮各 45g，冬瓜仁、桂心各 60g，藁本、当归、细辛各 30g。

［用法］水煎后，把药液倒入浴缸中，然后将全身浸泡在浴缸中 10~15 分钟，使皮肤毛孔张开，让其芳香精华渗入皮肤深处，并深深吸入香熏的蒸气，待身体充分浸泡后，迅速擦干全身并及时就寝。

［作用］活血行气，促进血行，红润肌肤，延年益寿。

3. 香佩法

［组成］沉香 30g，龙脑 0.5g，麝香、白檀香、木香、零陵香、甘松香、藿香各 30g，丁香、鸡舌香各 30g，白芷、细辛、川芎、槟榔、肉豆蔻各 30g。

［用法］将上药捣罗为末，炼蜜为丸。用时香囊佩戴一丸，含化一丸。

［作用］益智醒神，延年益寿。

第三节　西方芳香疗法的精油配方与用法

一、呼吸科

（一）预防感冒

1. 茶树精油 2 滴、绿花白千层精油 2 滴、天竺葵 2 滴、尤加利 4 滴、山茶籽油 10mL。混合均匀。将调配油滴入手心后，在喉部（颈部）、迎香穴（鼻翼两边）及前胸肌肤，轻轻推揉按摩。

2. 黑胡椒精油 2 滴、姜精油各 2 滴，茶树精油 3 滴、丁香精油 2 滴，摇晃摇匀，取一勺牛奶，将精油倒入牛奶中乳化 5 分钟后倒入水中泡脚泡浴。它可以止痛、解热，促进血液循环，缓解肌肉酸痛。

（二）预防头痛

1. 薄荷精油 3 滴、迷迭香 2 滴、薰衣草精油 2 滴、基础油 5mL 调和，直接涂于太阳穴，轻柔按摩。

2. 薰衣草精油 3 滴、柠檬 2 滴，放 200mL 温水中，用棉布浸湿，拧干，冷敷于额头及后颈，重复数次。

（三） 预防咳嗽

1. 茶树精油 5 滴、桉树精油 5 滴，置香熏器皿中吸嗅。

2. 柠檬 1 滴、迷迭香 1 滴、茶树 2 滴、尤加利 1 滴，用熏蒸法吸嗅。

二、心脑血管科

（一） 高血压的辅助疗法

1. 快乐鼠尾草精油 3 滴、薰衣草精油 3 滴、罗勒精油 2 滴、迷迭香精油 2 滴、基础油 10mL，调匀后涂抹在太阳穴或者颈部两侧，由上往下涂抹按揉。

2. 薰衣草精油 3 滴、安息香精油 2 滴、柠檬精油 2 滴、苦橙叶精油 3 滴、基础油 10mL，调匀后涂抹在太阳穴或者颈部两侧，由上往下涂抹按揉。

（二） 低血压的辅助疗法

1. 姜精油 2 滴、黑胡椒 1 滴、薰衣草 1 滴、丁香 2 滴，将上述精油倒入 10mL 的基础油中，摇匀后按摩太阳穴和颈部两侧（注意由下往上按摩，或者按摩足底）。

2. 柠檬草 1 滴、快乐鼠尾草精油 3 滴、肉豆蔻 2 滴，将以上精油滴入盛有清水的香熏器皿内，待芳香精油释放香气后，深深嗅吸。

三、消化科

（一） 腹泻

1. 薄荷 1 滴、尤加利 1 滴、百里香 2 滴、茶树 2 滴、洋甘菊 1 滴、基础油 10mL，混合调匀后，直接涂抹在腹部，顺时针按摩。

2. 茶树精油 1 滴、百里香 1 滴、柠檬 2 滴、尤加利 2 滴，放入 10mL 基础油内调匀后涂抹在腹部。主要是治疗细菌病毒感染的腹泻。

（二） 便秘

1. 广藿香油 3 滴、雪松精油 1 滴、迷迭香精油 3 滴、薄荷 2 滴，放入 10mL 基础油混合均匀。顺时针方向按摩腹部。

2. 黑胡椒 1 滴、茴香 1 滴、蒜 1 滴、柠檬草 2 滴、洋甘菊 2 滴，放入 10mL 基础油混合均匀，顺时针方向按摩腹部。

（三） 呕吐

1. 甜橙精油 3 滴、柠檬精油 2 滴、肉豆蔻精油 2 滴、洋甘菊精油 2 滴，将上述精油调配均匀，涂抹在胃部周围，顺时针按摩，早晚各 1 次，康复为止。

2. 丁香精油 2 滴、薄荷 2 滴、肉豆蔻精油 2 滴、广藿香精油 2 滴，将上述原料调和均匀后，滴入接近沸腾的水中，用口、鼻交替深呼吸，维持 5~10 分钟，每日 2 次。

（四） 胃痛

1. 薄荷精油 3 滴、洋甘菊精油 3 滴、薰衣草精油 2 滴、基础油 10mL，将上述精油调配均匀后，配合做胃部按摩（注意顺时针按摩），早晚各 1 次，康复为止。

2. 马郁兰精油 3 滴、薄荷 2 滴、茴香精油 2 滴、肉豆蔻精油 2 滴，将上述精油放入 10mL 基础油中调和均匀，直接涂抹于足部，每晚一次。

（五） 胃肠道功能紊乱

1. 马郁兰精油 2 滴、茴香精油 3 滴、洋甘菊精油 3 滴、快乐鼠尾草精油 2 滴，分别倒入 10mL 基础油内调配均匀后，配合做胃部、腹部按摩，早晚各 1 次，康复为止。

2. 薰衣草精油 2 滴、黑胡椒精油 3 滴、肉豆蔻精油 2 滴、洋甘菊精油 2 滴，分别倒入 10mL 基础油中调配均匀后，配合做足部按摩，每晚 1 次。

四、泌尿科

（一） 前列腺炎的辅助疗法

1. 丁香油 2 滴、薰衣草精油 2 滴、桉树精油 2 滴、丝柏精油 1 滴、杜松子油 1 滴，倒入 10mL 基础油内混合均匀，涂抹在小腹部（前列腺及膀胱部位），顺时针按摩，早晚各 1 次。

2. 洋甘菊精油 4 滴，杜松精油 3 滴，佛手柑精油 3 滴，薰衣草、茶树、绿花白千层、茴香各 1 滴，分别倒入 10mL 基础油中，涂于小腹部（前列腺及膀胱部位），顺时针按摩，早晚各一次。热敷也可以。

（二） 尿频、遗尿、小便失禁

1. 薰衣草 3 滴、茶树 2 滴、丁香精油 3 滴、马郁兰精油 2 滴、肉桂精油 3 滴，直接导入 10mL 基础油内，轻柔按摩腰腹部，早晚各 1 次。

2. 茶树精油 3 滴、薰衣草精油 1 滴，直接滴在内裤上，可以快速起到消炎的作用。

（三） 尿道炎

1. 杜松子精油 1 滴、茶树精油 2 滴、薰衣草精油 1 滴，滴入适量温水中，坐浴 10 分钟，每日早晚各 1 次。

2. 茶树精油 3 滴，直接滴在内裤上，可以快速起到消炎的作用。

五、神经内科

（一） 三叉神经痛

1. 橙花精油 2 滴、洋甘菊精油 2 滴、马郁兰精油 2 滴、迷迭香精油 2 滴，分别倒入 10mL 基础油内调配均匀，涂于三叉神经循行部位，热敷、按摩都可。

2. 面部神经麻痹：薄荷 2 滴、罗勒精油 2 滴、桉树精油 2 滴、薄荷精油 2 滴、天竺葵精油 1 滴，将上述原料倒入 10mL 基础油内调配均匀，涂于面部，做面部按摩，时间 10~15 分钟，早晚各 1 次。

（二） 失眠

1. 檀香 1 滴、香蜂草精油 2 滴、玫瑰精油 1 滴、薰衣草精油 3 滴、牛奶一勺，将精油倒入牛奶中乳化 5 分钟后倒入泡浴桶（泡脚桶）中，并深深地嗅吸芳香蒸气。

2. 安息香精油 2 滴、薰衣草精油 3 滴、快乐鼠尾草精油 2 滴，滴入盛有清水的香熏器皿中，待热力使水中芳香油徐徐释放出来，深深地嗅吸。

（三） 忧郁症

1. 橙花 2 滴、柠檬 2 滴、薰衣草精油 1 滴、马郁兰精油 2 滴、橘子精油 2 滴，将上述精油倒入 10mL 基础油中调配均匀后，配合做保健按摩，每天 5~10 分钟，早晚各 1 次。

2. 甜橙精油 3 滴、依兰精油 3 滴、橙花 2 滴、柠檬 2 滴、薰衣草精油 1 滴、马郁兰精油 2 滴，用鼻子深深嗅吸。

（四） 焦虑症

1. 甜橙 2 滴、薰衣草 1 滴、安息香精油 2 滴、马郁兰精油 1 滴，将上述精油倒入 10mL 基础油中调配均匀，配合做头部疗法或颈肩按摩、足部按摩，每日 1 次。

2. 橙花精油 2 滴、安息香精油 3 滴、佛手柑精油 2 滴、丝柏精油 1 滴，将上述精油滴入盛有清水的香熏灯内，待热力使水中芳香精油徐徐释放出来，深深嗅吸。

（五） 健忘症

1. 菖蒲油 3 滴、丁香油 2 滴、薰衣草精油 2 滴、广霍香精油 2 滴、薄荷精油 2 滴，把上述原料倒入 10mL 基础油中，做头部按摩，早晚各 1 次，连续 7 天为一个疗程。

2. 桉树精油 1 滴、菖蒲油 2 滴、丁香油 2 滴、薰衣草精油 1 滴、广霍香油 1 滴，使用香熏炉或电热式香熏灯，把精油直接滴入香熏炉的盛水器中，点燃香炉或打开电源开关，待热力使精油芳香徐徐释放出来深深吸嗅。

（六） 眩晕

1. 薰衣草精油 2 滴、薄荷精油 2 滴、桉树精油 1 滴，去膏霜 20g，直接滴入膏霜内。用于晕船、晕车时涂抹于太阳穴及鼻下，或滴 3~4 滴于面巾纸上，随时吸嗅。

2. 罗勒精油 1 滴、迷迭香精油 1 滴、薄荷精油 2 滴、百里香精油 3 滴、薰衣草精油 2 滴，把上述精油倒入 10mL 基础油中，配合做头部按摩，早晚各 1 次。

六、妇科

（一）月经失调

1. 玫瑰精油 3 滴、天竺葵精油 2 滴、丝柏精油 2 滴，基础油 20mL，取调好的上述精油，轻柔按摩腹部，每次 5~10 分钟，每周 1~2 次。

2. 檀香精油 3 滴、杜松精油 3 滴、快乐鼠尾草精油 2 滴、月见草油 10mL，将上述原料调配均匀，配合做腹部按摩，每次约 10 分钟，每周 1~2 次。

（二）闭经

取适量快乐鼠尾草精油、甜茴香精油、蛇麻草精油、杜松子精油、马郁兰精油、没药精油、玫瑰精油，用于泡澡、按摩（特别是下背部及腹部）、热敷（针对精血不足），直接将数滴精油滴于手帕中吸嗅。

（三）痛经

1. 德国洋甘菊 1 滴、罗马洋甘菊 1 滴、丝柏 1 滴、马郁兰 3 滴，加入 10mL 基础油中，以顺时针方向按摩腹部 5 分钟，再用湿热毛巾敷于腹部。

2. 薰衣草精油 1 滴、快乐鼠尾草精油 2 滴、玫瑰精油 2 滴、依兰精油 2 滴、檀香精油 1 滴，取调配好的上述原料倒入月见草油 10mL 中，轻柔按摩腹部，每次 5~10 分钟，早晚各 1 次。

（四）更年期综合征 （也适合日常盗汗人群）

1. 薰衣草 1 滴、快乐鼠尾草 1 滴、乳香 1 滴、丝柏 1 滴、佛手柑 1 滴、罗马洋甘菊 1 滴，泡浴之用。将上述精油倒入一勺牛奶中乳化 5 分钟后，倒入浴缸内，大口深呼吸，用鼻子吸嗅。

2. 茴香 1 滴、乳香 1 滴、天竺葵 2 滴、蛇麻草 1 滴、玫瑰 1 滴、紫苏精油 1 滴，翻入扩香器中吸嗅，或制成香水吸嗅。

（五）经前期综合征

1. 薰衣草精油 2 滴、天竺葵精油 3 滴、快乐鼠尾草精油 4 滴、橙花精油 4 滴、黑胡椒 1 滴，准备一勺牛奶，将精油倒入牛奶中乳化 5 分钟、倒入浴缸内泡澡。

2. 薰衣草 2 滴、佛手柑精油 2 滴、橙花精油 2 滴、依兰精油 2 滴，放入香熏器皿中吸嗅。

七、儿科

（一） 小儿厌食症

1. 甜橙精油 2 滴、柠檬精油 1 滴、佛手柑精油 1 滴，肉豆蔻精油 1 滴。将上述原料调配在 10mL 基础油中，在胃部顺时针轻轻按摩，早晚各 1 次。

2. 柠檬 1 滴、洋甘菊精油 1 滴、茴香精油 1 滴、快乐鼠尾草精油 1 滴、薰衣草精油 1 滴，倒入 10mL 基础油中，做胃部顺时针轻轻按摩，早晚各 1 次。

（二） 小儿感冒发热

1. 薰衣草 1 滴、茶树精油 1 滴、姜精油 1 滴，放入 20mg 的膏霜内，在足底和后背按摩。每日 1~2 次，康复为止。

2. 茶树精油 2 滴、姜精油 1 滴、薄荷精油 2 滴，泡澡或者坐浴 5~10 分钟。

（三） 小儿疝气

1. 薰衣草精油 2 滴、佛手柑精油 1 滴、迷迭香精油 1 滴、小茴香精油 1 滴倒入 20mg 膏体中搅匀后，涂抹于患处，并配合按摩。每日 1~2 次，病体康复为止。

2. 茶树精油 1 滴、薰衣草精油 1 滴、佛手柑精油 1 滴，将上述精油倒入牛奶中乳化调匀后，滴于温水中坐浴。

（四） 水痘

1. 洋甘菊纯露 50mL，茶树纯露 50mL，罗马洋甘菊精油 1 滴、薰衣草精油 1 滴、茶树精油 1 滴，滴入植物纯露中摇匀之后直接喷于患处。

2. 洋甘菊精油 1 滴、茶树精油 1 滴，洋甘菊纯露 50mL 倒入浴缸中泡澡。

八、皮肤科

（一） 带状疱疹

1. 茶树精油 5 滴、薰衣草精油 5 滴、桉树精油 2 滴、薄荷精油 2 滴，滴在 30g 膏霜内直接涂抹在患处，早晚各 1 次。

2. 薰衣草精油 3 滴、茶树精油 5 滴、佛手柑精油 2 滴，倒入牛奶中乳化后，倒入浴缸中泡浴。

（二） 足部出汗、异味

1. 茶树精油 3 滴、薰衣草 2 滴、粗盐 20g，加入热水中，溶化后，泡脚，直至水温变凉。

2. 茶树精油用棉签沾湿后直接涂抹在脚丫中间。

（三）　皮肤瘙痒症

1. 茶树精油 4 滴、洋甘菊精油 6 滴，浴盆内放满温水，温度以能耐受为度，滴入上述精油后充分搅拌，然后将全身浸泡在浴缸中 10～15 分钟，使皮肤毛孔张开，让其芳香精华渗入皮肤深处。

2. 薰衣草精油 3 滴、茶树精油 3 滴、薄荷精油 1 滴，浴盆内放满温水，温度以能耐受为度，滴入上述精油后充分搅拌，然后将全身浸泡在浴缸中 10～15 分钟，使皮肤毛孔张开，让其芳香精华渗入皮肤深处。

（四）　湿疹

1. 金盏花纯露 100mL、德国洋甘菊精油 1 滴、百里香精油 1 滴、薰衣草精油 2 滴、茶树精油 6 滴，混合均匀直接喷在皮肤上。

2. 佛手柑精油 3 滴、德国洋甘菊天竺葵精油 2 滴、茶树精油 3 滴，滴于温水中泡澡，使皮肤毛孔张开，让其芳香精华渗入皮肤深处。

（五）　烧伤、灼伤

1. 薰衣草精油 8 滴、薰衣草纯露 100mL，将受伤区域浸泡在水中几分钟，或将消毒纱布浸泡在薰衣草纯露中，快速覆盖在烫伤处，冷敷几分钟后重复数次。

2. 薰衣草精油 6 滴直接滴入芦荟汁 50mL 与薰衣草纯露 50mL 中，将消毒纱布浸泡在芦荟汁和薰衣草纯露中，快速覆盖在烫伤处，冷敷几分钟后重复数次。避免伤口感染。

（六）　蚊虫及其他昆虫叮咬

1. 薄荷精油 2 滴、香茅精油 5 滴、桉叶精油 2 滴、柏树精油 2 滴，滴入薰衣草纯露 100mL 中，自制成驱虫喷雾剂而直接喷于叮咬处。

2. 茶树精油 5 滴、薰衣草精油 5 滴，放入膏霜中混合均匀涂抹。

九、骨科

（一）　骨关节炎

1. 雪松精油 2 滴、薰衣草精油 2、杜松子精油 2 滴、丝柏精油 1 滴，姜精油 2 滴，滴入一勺牛奶中乳化后倒入浴缸中泡澡。

2. 薰衣草精油 2 滴、杜松子精油 6 滴、芫荽精油 6 滴，倒入贯叶金丝桃精油（圣约翰草油）10mL，直接涂抹按揉痛处。

（二）　坐骨神经痛

1. 德国洋甘菊 2 滴、桉树 2 滴、薰衣草精油 2 滴，滴入贯叶金丝桃精油（圣约翰草油）10mL，摇匀涂于患处，按摩背部、臀部、大腿及腿部。

2. 松精油 5 滴、薰衣草精油 3 滴、姜精油 2 滴，倒入浴缸中泡澡。

（三） 踝关节扭伤

1. 杜松子精油 3 滴、薰衣草精油 2 滴、姜精油 1 滴、洋甘菊精油 2 滴，直接滴入 10mL 基础油中，调配均匀涂于踝关节部位按摩或热敷。

2. 薰衣草精油 2 滴、迷迭香精油 2 滴、佛手柑精油 2 滴、乳香精油 2 滴、马郁兰精油 2 滴，浴盆内放满温水，滴入上述精油后充分搅拌，将全身浸泡在浴缸中 10~15 分钟。

（四） 擦伤及割伤

1. 薰衣草 5 滴、茶树 2 滴，滴入薰衣草纯露 100mL 冷敷。

2. 抗菌喷雾剂：茶树精油 10 滴、桉树精油 5 滴、薰衣草精油 6 滴、薰衣草纯露 100mL 混合使用，使用前充分摇匀。

十、牙科

（一） 牙痛

丁香精油 3 滴、薰衣草精油 1 滴、柠檬精油 1 滴（用于调口味）、基础油 5mL，混合以上成分，用棉签蘸取上述配制精油涂抹在牙痛部位，每半个小时重复一次。牙龈疼痛也可以涂抹。如果儿童使用，基础油必须调和至 10mL 再涂抹在孩子的嘴中。

（二） 牙龈发炎

茶树精油 5 滴、丝柏精油 5 滴、薄荷精油 10 滴，将精油滴入 30mL 没药酊剂中摇匀；每次使用前要摇匀，将 6~8 滴调和精油滴到装满温水的小玻璃杯或茶杯中，每天漱口 2~3 次。

十一、五官科

（一） 外耳道炎

薰衣草精油 3 滴、茶树精油 3 滴、基础油 5mL，混合所有成分，涂抹并轻轻地揉擦外耳郭，一直到脖子上的淋巴结。儿童用量需减半或稀释，涂抹并擦揉两只耳朵 2~3 次，早晚各 1 次。

（二） 鼻窦炎

1. 茶树精油 5 滴、天竺葵精油 2 滴、薰衣草精油 3 滴、薄荷精油 2 滴，把近沸的热水注入玻璃或瓷质的脸盆中，将植物精油滴入热水里，充分搅匀后，让芳香蒸气熏蒸鼻子部位和脸部。

2. 茶树精油 6 滴、桉树精油 2 滴、薰衣草精油 2 滴，直接滴入 10mL 基础油中，涂抹于鼻翼两边及迎香穴按摩，也可在穴位处加强指压。早晚至少 2 次。

（三） 过敏性鼻炎

1. 桉树精油 5 滴、薰衣草精油 2 滴、桉树精油 2 滴，把近沸的热水注入玻璃或瓷质的脸盆中，将植物精油滴入热水里，充分搅匀后，让芳香蒸气熏蒸面部。

2. 茶树精油 5 滴、薰衣草精油 5 滴。浴盆内放满温水，温度以能耐受为度，滴入上述精油后充分搅拌，然后将全身浸泡在浴缸中 10~15 分钟，使皮肤毛孔张开，让其芳香精华渗入皮肤深处，并深深地吸入香熏的蒸气。

（四） 急性扁桃体炎

1. 薰衣草精油 2 滴、茶树精油 3 滴、天竺葵精油 4 滴，把近沸的热水注入玻璃或瓷质的脸盆中，将精油滴入热水里，充分搅匀后大口吸气吸嗅。

2. 薰衣草精油 2 滴、柠檬精油 3 滴、檀香木精油 3 滴，滴入 10mL 基础油中，按摩喉咙部位及两侧。

（五） 慢性咽喉炎 （喉咙痛）

1. 薰衣草精油 2 滴、百里香精油 3 滴、柠檬精油 2 滴、茶树精油 2 滴、檀香精油 1 滴，滴入 10mL 基础油内调匀，每天至少按摩 3 次。

2. 薰衣草精油 1 滴、松精油 1 滴、没药精油 1 滴（或以洋甘菊、百里香、桉树、天竺葵精油取代），滴入杯中热水大口吸入。

（六） 视疲劳

薰衣草精油 2 滴、罗马洋甘菊精油 1 滴，滴于 100mL 薰衣草纯露中，用消毒纱布浸泡后敷眼部，并在晴明、太阳、承泣、四白等穴位处轻轻按摩。

（七） 扁桃腺炎

1. 百里香精油 3 滴、柠檬精油 2 滴、欧薄荷精油 1 滴，蒸气吸嗅。
2. 没药精油 2 滴、茶树精油 1 滴，加入 1 杯水漱口。

十二、肛肠科

痔疮

1. 薰衣草 2 滴、丝柏精油 2 滴、天竺葵精油 1 滴、广藿香精油 1 滴。坐浴，早晚各 1 次。

2. 薰衣草精油 2 滴、丝柏精油 2 滴、杜松精油 1 滴，滴入 10mL 基础油中混合均匀后，直接涂抹在患处或做腹部按摩。